痛みの原因「モヤモヤ血管」を撃退

ひざの痛みは 15秒の「痛点押し」で 消せる!

オクノクリニック総院長
奥野祐次

PHP

はじめに――痛みの原因はレントゲンに写らない

ひざの関節に痛みをもっている人が、たくさんいらっしゃいます。それも、転んだりぶつけたりしていないのに「痛みがずっと続いている」。痛みを抱えている期間としては、数カ月はざらで、中には数年続いている人もいらっしゃいます。

ところが、病院に行っても「もう歳なのだから、ひざが痛んでも当然ですよ」と、痛み止めと湿布を渡されただけ。あるいは「レントゲンでは異常がみられません。痛むのは気のせいではないですか？」と煙に巻かれるように帰されてしまった……。

「でも、本当にひざが痛いんです」

悲痛な面持ちでそう訴えて、私のクリニックに駆け込んでこられる方があとを絶ちません。

痛みには2種類あります。数日間で治まる「短い痛み」と、3カ月以上続く「長引く痛み」です。

長引く痛みというのは、とてもつらいものです。痛みの原因も、いつ痛みが止まるのかもわからないとなれば、気持ちが塞《ふさ》いでしまいます。すると、痛みが強くなって

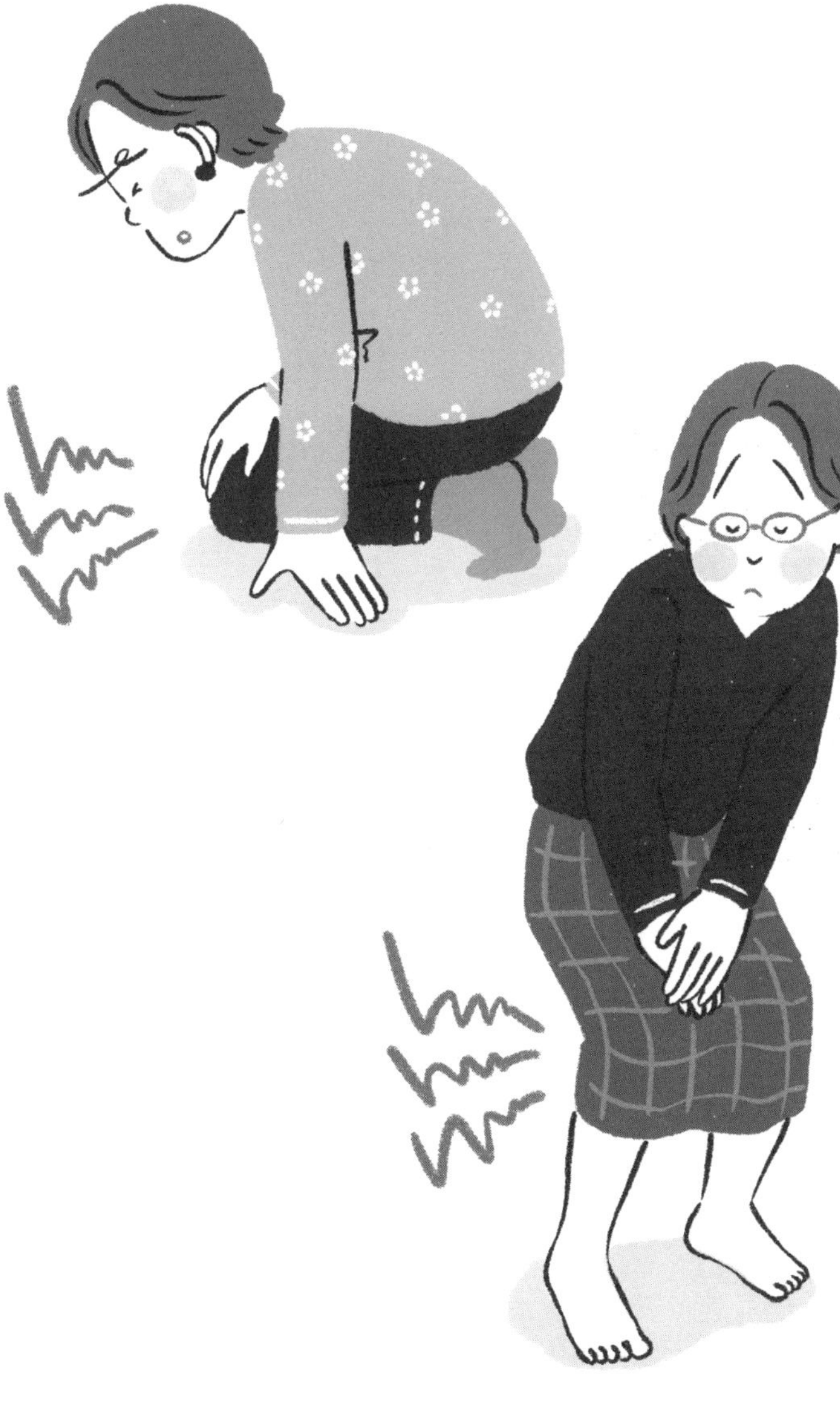

きた気がして、ますますつらい……。

しかし、長引くひざの痛みには、きちんと原因があります。と言うと、「レントゲンに写らなかったのに？」と疑問に思われるでしょうか。

そうです。長引く痛みの原因は、レントゲンには写りません。なぜなら、それは「血管」が関係するからです。

私は、「血管」に注目して長引く痛みを治療しています。もともとはがんの患者さんの治療にあたっていて、主に、カテーテルという細くてやわらかいチューブを血管の中に通して治療をする「カテーテル治療」に携わっていました。

がん細胞は、普通の細胞よりも多くの栄養を要求します。そのため、たくさんの血管を新しく作り出します。がんを増殖させるためにできるわけですから、本来は「あってはならない」異常な血管です。モヤモヤと増えていくので、私は「モヤモヤ血管」と名づけました。その血管の流れを遮断することで、がんに栄養を行き渡らせないようにするという治療です。

カテーテル治療に携わる中で、ふとしたことから血管と「痛み」が非常に深い関係にあることに気づきました。ある日、がん患者さんから「カテーテル治療をすると、痛みが軽くなる」と言われたのです。そこで、血管と痛みの関係について研究を進めたところ、肩や腰、ひじ、ひざといった関節の周辺にモヤモヤ血管ができやすく、それが五十肩や肩こり、腰痛やひざ痛といった「長引く痛み」を引き起こす原因であることがわかったのです。

原因となっているモヤモヤ血管を減らせば、長引くひざの痛みも改善します。

クリニックでは、注射やカテーテルを使ってモヤモヤ血管を減らす治療を行っていますが、実は、モヤモヤ血管は自分で減らすこともできます。特別な道具も技術も必要ありません。痛みのある場所（痛点）を押すだけです。

長引くひざの痛みに悩まされている方たちに、1日でも早く痛みから解放されていただきたい。その一心で、本書をまとめました。みなさんの、痛みの苦しみや不安を解消する一助となりましたら、幸いです。

ひざの痛みは15秒の「痛点押し」で消せる！
痛みの原因「モヤモヤ血管」を撃退

もくじ

第1章 知っておきたい「ひざの痛み」と「モヤモヤ血管」のこと

第2章 ひざの「痛点押し」で痛みを消そう！

第3章 ひざの痛みを消す「考え方」と「暮らし方」

第1章

知っておきたい「ひざの痛み」と「モヤモヤ血管」のこと

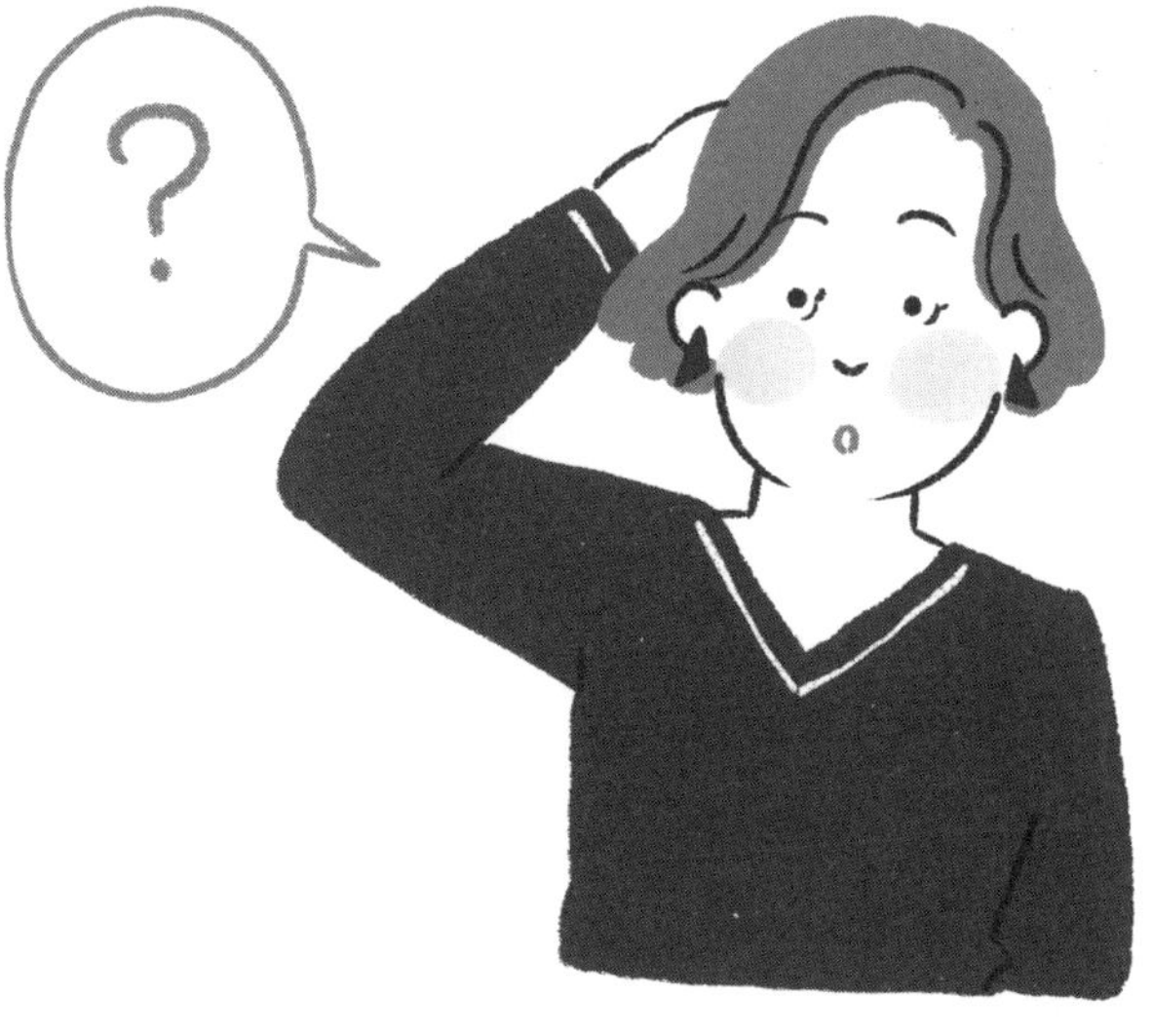

知っておきたい「ひざの痛み」のこと

関節が変形しているとは限らない

ひざの痛みには、誤解されていることがたくさんあります。

たとえば、「ひざが痛むのは、軟骨がすり減っているのが原因」と思っていませんか？

確かに、ひざに痛みのある人は、レントゲンを撮ると軟骨がすり減っている人が多いのですが、それを痛みの原因とするのは間違いです。軟骨がすり減って潰れていても、まったく痛みを感じない人はいますし、その逆で、軟骨がすり減っていなくても「痛くてしょうがない」という人がいます。

また、40代や50代になってからひざに痛みを感じるようになり、整形外科に行くと、レントゲン検査をして「加齢による変形性膝《しつ》関節症の始まり」と診断されること

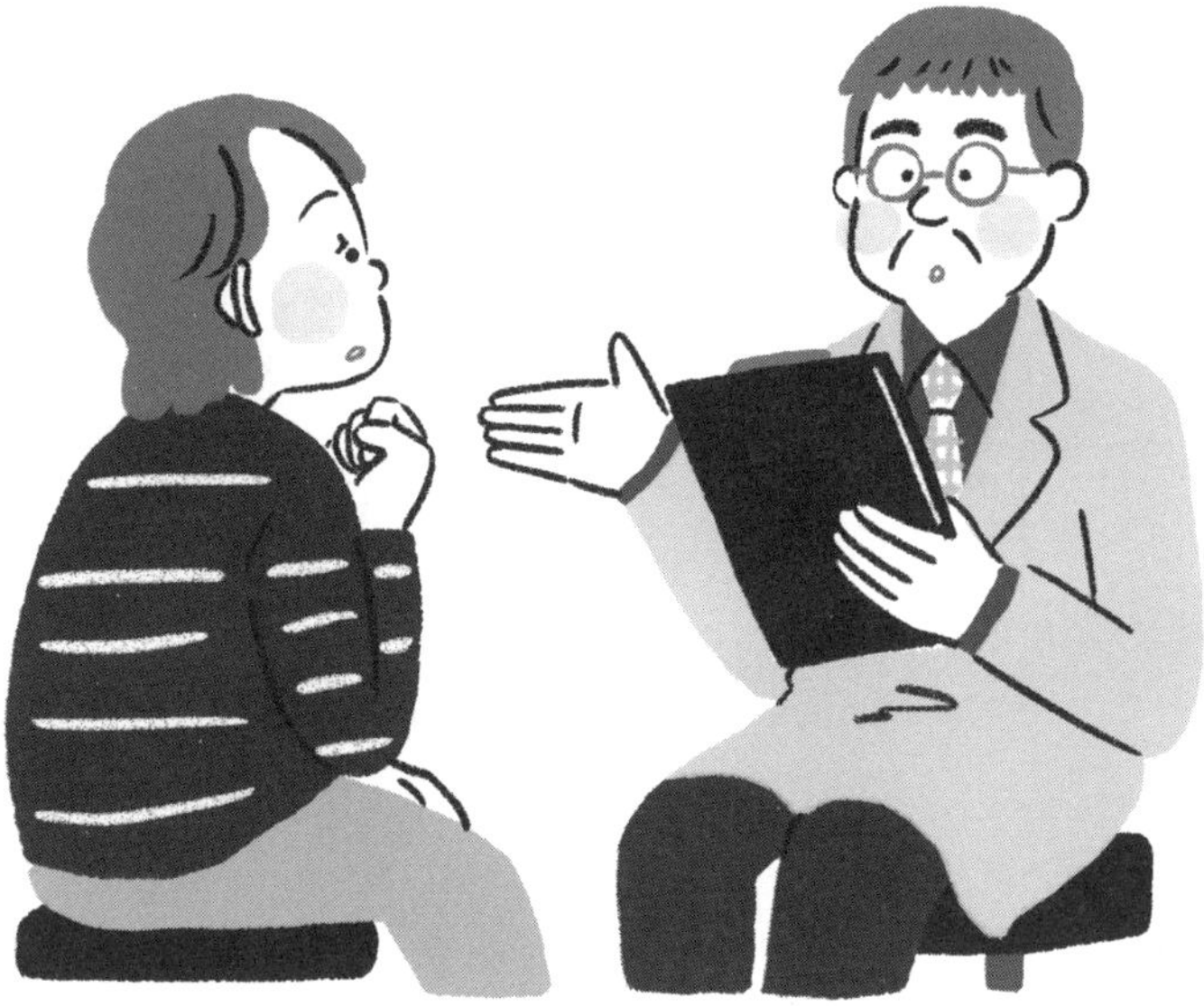

も多いかと思います。レントゲンではっきりとわかるほどひざの関節が変形していたら、すでに痛みはひどく、歩いて病院に通うだけでもつらいでしょう。

もちろん、加齢によって、ひざの関節やその周囲の組織は変形していきます。しかし、前述のとおり、軟骨が変形すること自体が痛みの原因ではありません。

長引く痛みの原因は血管にある

本書を手にとってくださった人の多くは、おそらく「ひざが痛くて正座ができない」「座った姿勢から、立ち上がるときにひざがひどく痛む」「階段を上るときは問題ないが、下りるときにひざが痛む」「急

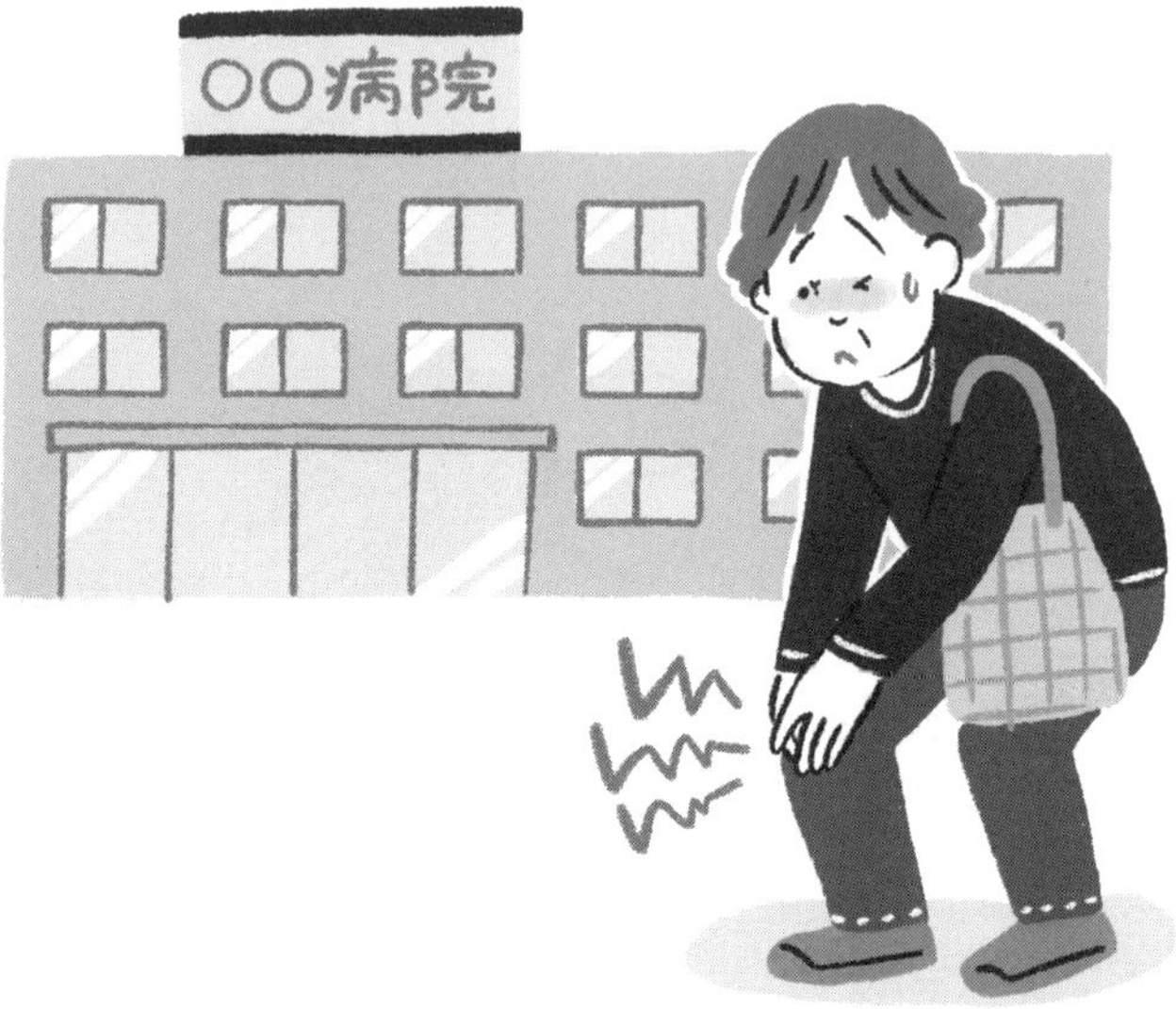

ぎ歩きをしようとすると、ひざが痛む」などといった症状を抱えているのではないでしょうか。
しかし、痛みに耐えかねて病院へ行き、その悩みを訴えても、「関節や骨には異常なし」と診断され、湿布と痛み止めを出されて終わり。それでいくらかは症状が軽くなるものの、すぐにまた痛みがぶり返す……の繰り返しで、根本的にひざの痛みが消えるわけではありません。「でも、病院に行っても相手にしてもらえないから」と、痛みを我慢しながら過ごしていませんか？
病院に行っても痛みが消えない。「歳だからしょうがない」とあきらめて痛みを我慢している。でも、痛い……。その状態が3カ月以上続いていたら、それは「長引く痛み」です。

長引く痛みは、専門的には「慢性疼痛《とうつう》」と言い、ひざの痛みの他、五十肩の痛み、肩こり、腰痛などがこれに当たります。

病院に行っても適切な治療が受けられないから、痛みが長引くわけですが、それは医師が意地悪をしているわけではありません。痛みの原因を見つけられないのです。なぜなら、長引く痛みの原因は「レントゲンでは見えない」からです。

しかし、実際に痛んでいるわけですから、原因は必ずあります。

結論から言うと、ひざの長引く痛みをもつ人のうち、9割以上の人の痛みの原因は「モヤモヤ血管」なのです。

「モヤモヤ血管」と言われても、知らない人がほとんどでしょう。それは無理もありません。「モヤモヤ血管」というのは、痛みに関する新しい知見だからです。では、「モヤモヤ血管」とは何なのか、それがひざの痛みとどう関係するのか、説明していきましょう。

「モヤモヤ血管」とは?

体に害を及ぼす血管

私たちが生きていくために、血管は、なくてはならないものです。

血管は、酸素や栄養を血液に乗せて全身に運び、老廃物を流してくれる非常に重要な管です。

ただし、それは「正常な血管」であることが大前提です。血管が異常であれば、体によい働きをしてくれるどころか、さまざまな悪影響を及ぼします。医学的には、人間が生きるために役に立つ正常な血管を「生理的血管」、体に害を及ぼし病気を悪化させてしまう血管を「病的血管」といいます。

左の写真を見てみましょう。

どちらも、ひざの血管を写したもので、黒い線が血管です。正常なひざの血管

ひざの内側の異常な血管

正常なひざの血管　　内側ひざ痛の人の血管

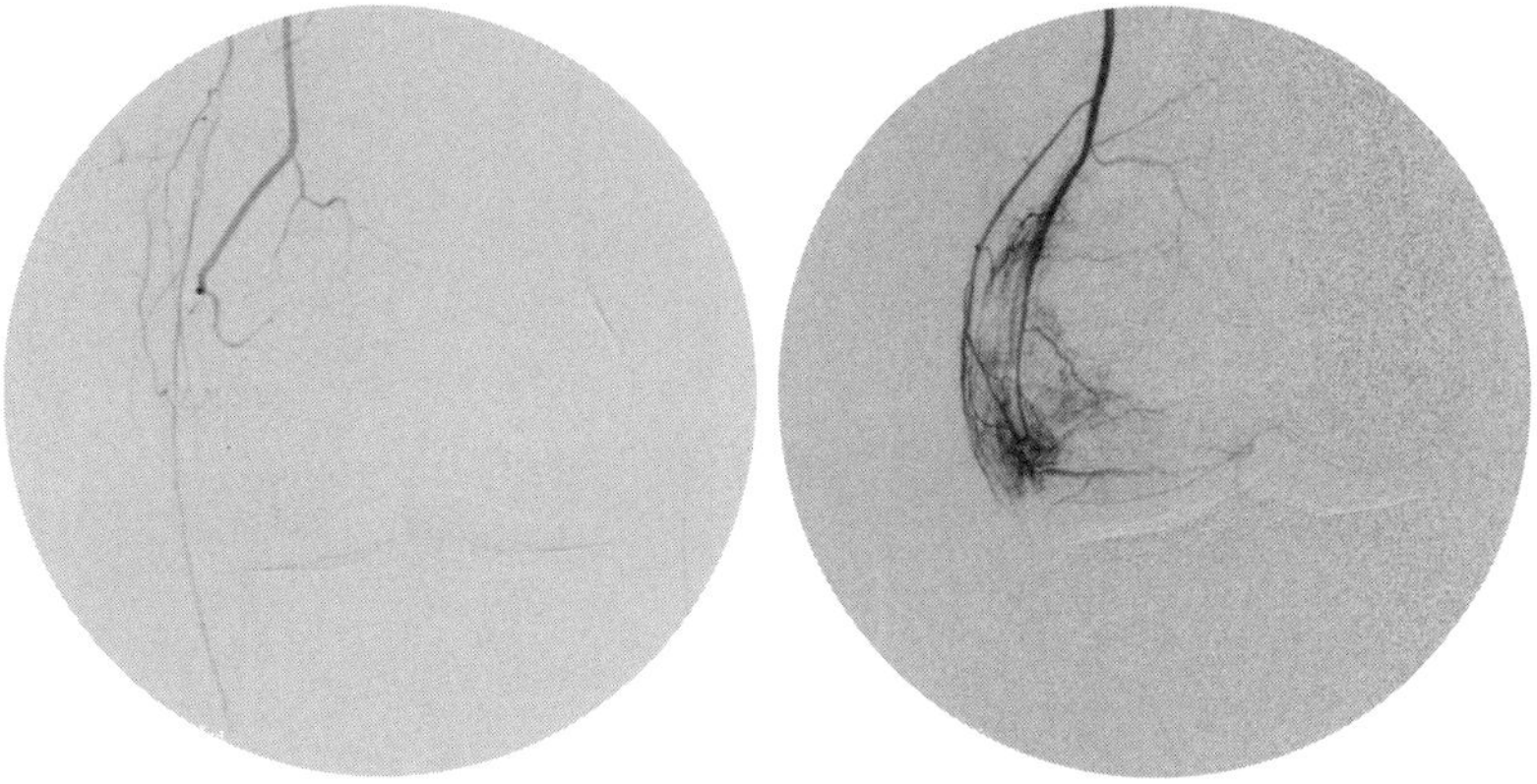

(左)がきれいで、いかにも整然としているのに対して、異常なひざの血管(右)では、ぐちゃぐちゃしていて、血管同士がからまっているようで、明らかに正常ではない(病的である)ことがわかります。

この、ぐちゃぐちゃしていて、いびつでモヤモヤとして見える病的な血管を、私は患者さんに説明しやすいように「モヤモヤ血管」と名づけました。

なぜモヤモヤ血管ができるのか?

モヤモヤ血管は、「血管を新しく作りなさい」という指令を出す物質「VEGF(血管内《けっかんない》皮《ひ》増殖《ぞうしょく》因子《いんし》)」が過剰に生じることで作られます。

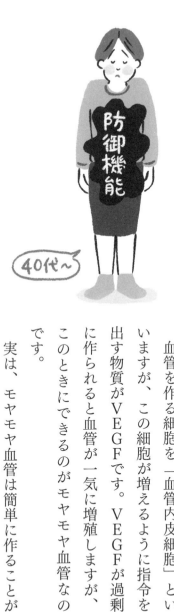

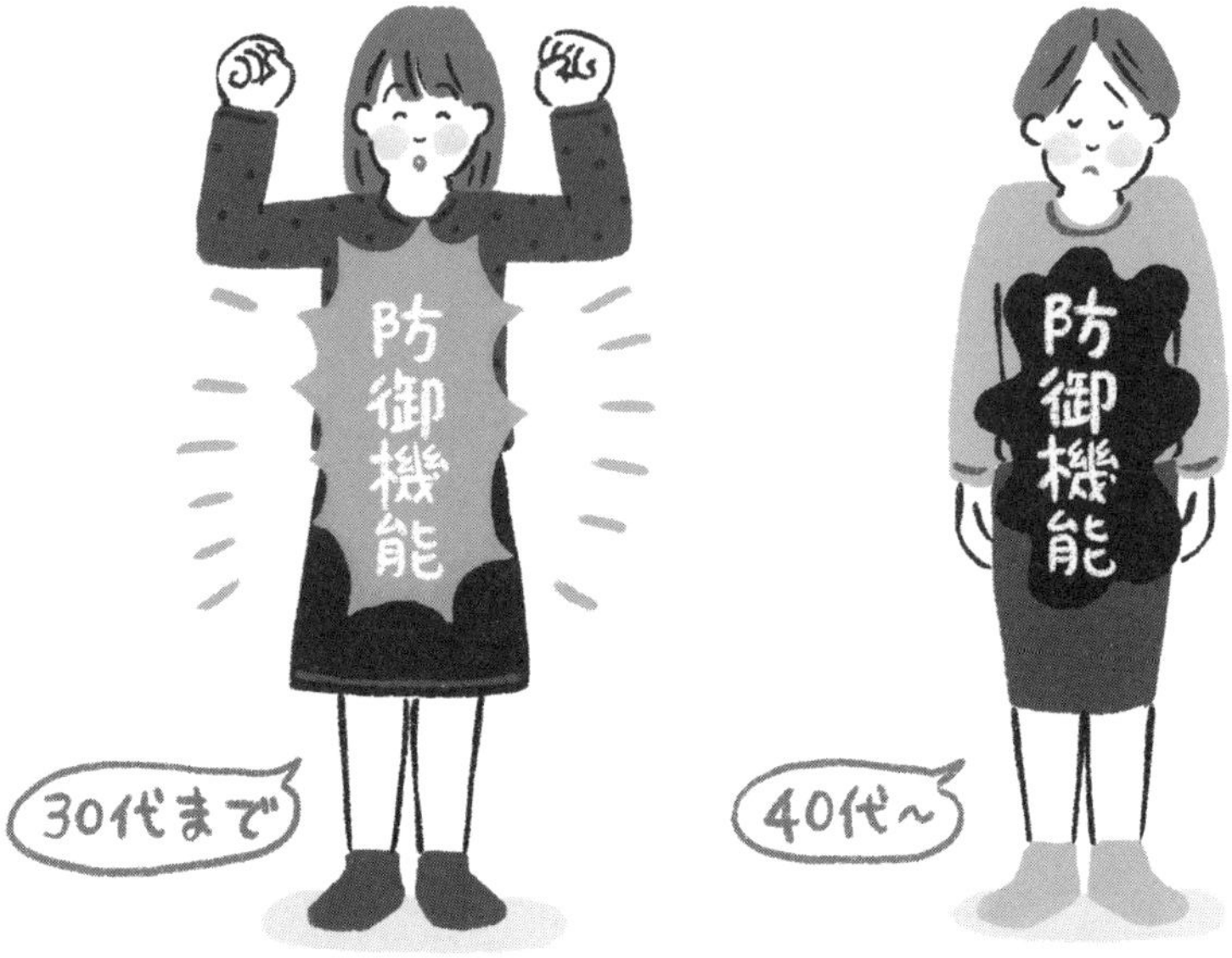

血管を作る細胞を「血管内皮細胞」といいますが、この細胞が増えるように指令を出す物質がＶＥＧＦです。ＶＥＧＦが過剰に作られると血管が一気に増殖しますが、このときにできるのがモヤモヤ血管なのです。

実は、モヤモヤ血管は簡単に作ることができます。

たとえば、ＶＥＧＦを体のどこかに投与すればできますし、何か炎症が起きているところや、がん細胞からもＶＥＧＦがたくさん出ていて、すぐにモヤモヤ血管ができてしまうのです。

40代からモヤモヤ血管が急増する

体に悪影響を及ぼすにもかかわらず、すぐにできてしまうモヤモヤ血管は実にやっかいな存在です。そのため、私たちの体には、モヤモヤ血管ができないようにするための防御機能が備わっているのです。

30代くらいまでは、この防御機能がきちんと働いているので、モヤモヤ血管ができることはめったにありません。何らかの理由でモヤモヤ血管ができても、それは一時的なもので、自然と消えてしまいます。

しかし誰しも、年齢を重ねるうちに体の機能は徐々に衰えていきます。モヤモヤ血管に対する防御機能も、残念ながら例外ではありません。具体的な年齢でいえば、40代に入った頃から、ひざに限らず体のあちこちにモヤモヤ血管ができ始める方が多いようです。

「モヤモヤ血管」と「正常な血管」の違い

よけいな血管を作らせない物質

モヤモヤ血管ができないようにするための防御機能について、少し説明しておきましょう。

たとえば、関節の軟骨や腱《けん》（すじ）には、もともと血管があまりありません。血管のないきれいな状態を保つことが望ましいため、「新しく血管ができることを抑える物質」がたくさん分泌されているからです。

「新しく血管ができることを抑える物質」は、「血管新生抑制因子」と呼ばれるもので、軟骨や腱から分泌される「エンドスタチン」「コンドロモジュリン」「テノモジュリン」などです。これらが、体によけいな血管ができないように働いているのです。

ところが、40代に入ると、これらの物質を作る細胞が減ったり、物質自体の分泌量

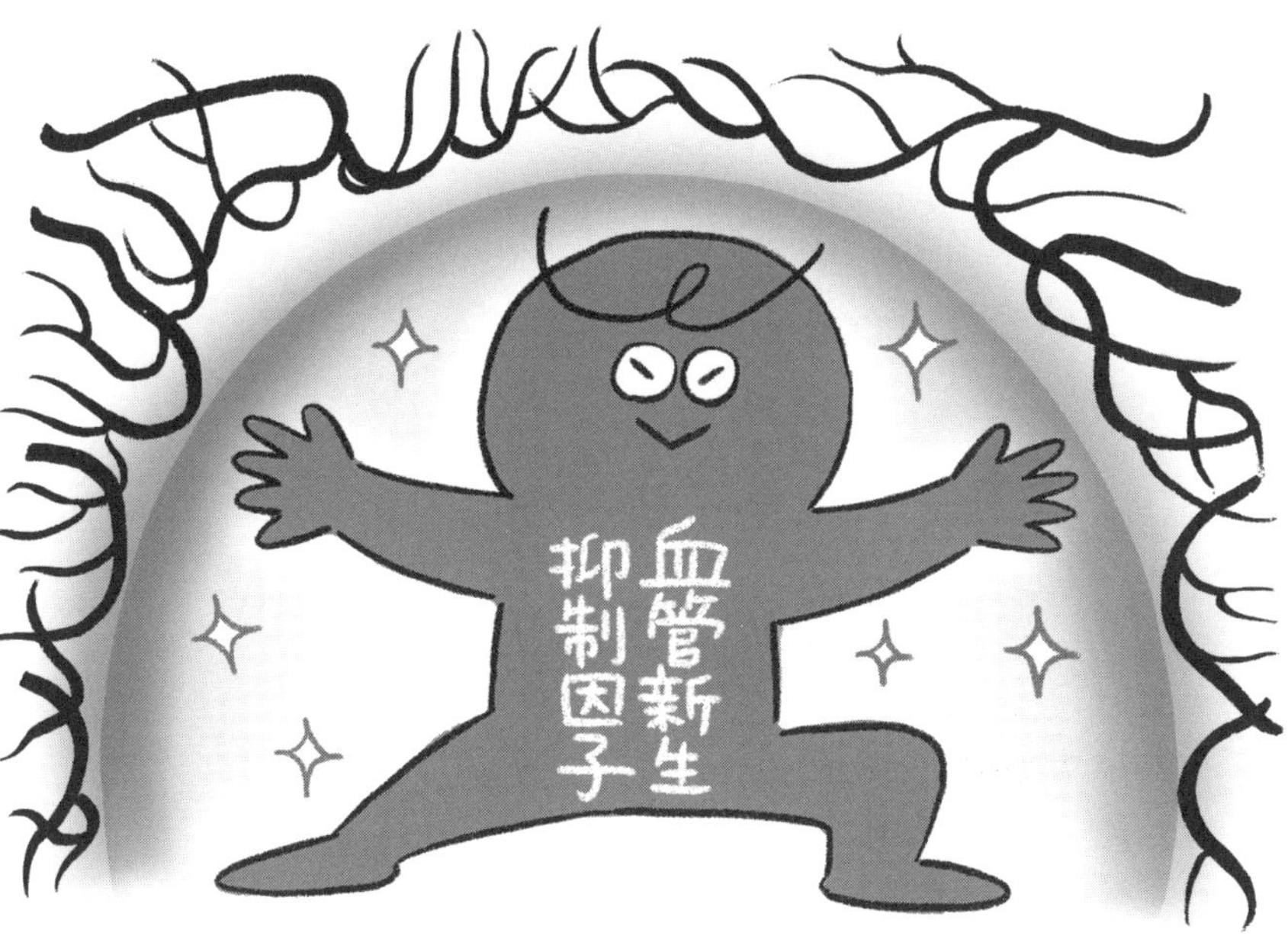

が減ったり、分泌されなくなったりして、モヤモヤ血管の新生を抑える力が弱まってきます。すると、もともと血管が少なかった関節の近くにもモヤモヤ血管ができ始めます。

詳しくは後述しますが、40歳ごろからひざの痛みを訴える人が急増する背景には、血管新生抑制因子の減少があるのです。

本来、血管は美しい網目状

モヤモヤ血管が、いとも簡単にできてしまうのに対して、正常な血管ができる過程は、とても神秘的です。

正常な血管は、「発生段階」と呼ばれる特殊な過程で作られます。発生段階、つま

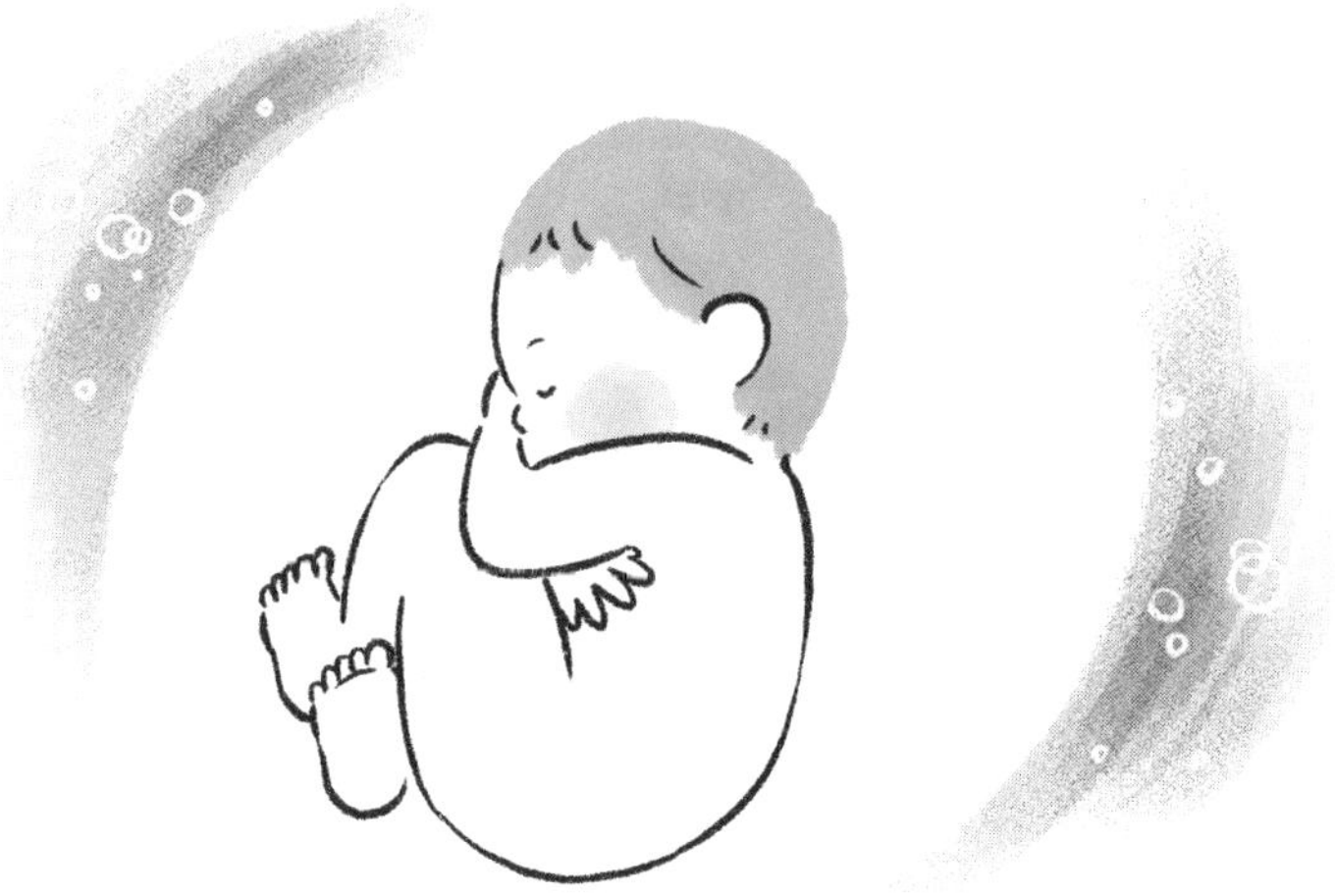

りお母さんのお腹の中にいるときに、血管が網目のように全身に張り巡らされるのです。
それは、いびつでぐちゃぐちゃしているモヤモヤ血管とは違って、ムダがなく、非常に秩序のあるきれいな構造で、血管1本1本はスッとしていて、いびつな形をしていたり、からまったりはしていません。
このように整然とした血管であれば、酸素や栄養を体の隅々まで行き渡らせるパイプとしての役割を、きちんと果たすことができます。
命ある限り健やかに過ごせるように、体には、よけいな血管ができないような防御機能が備わっているというわけなのです。

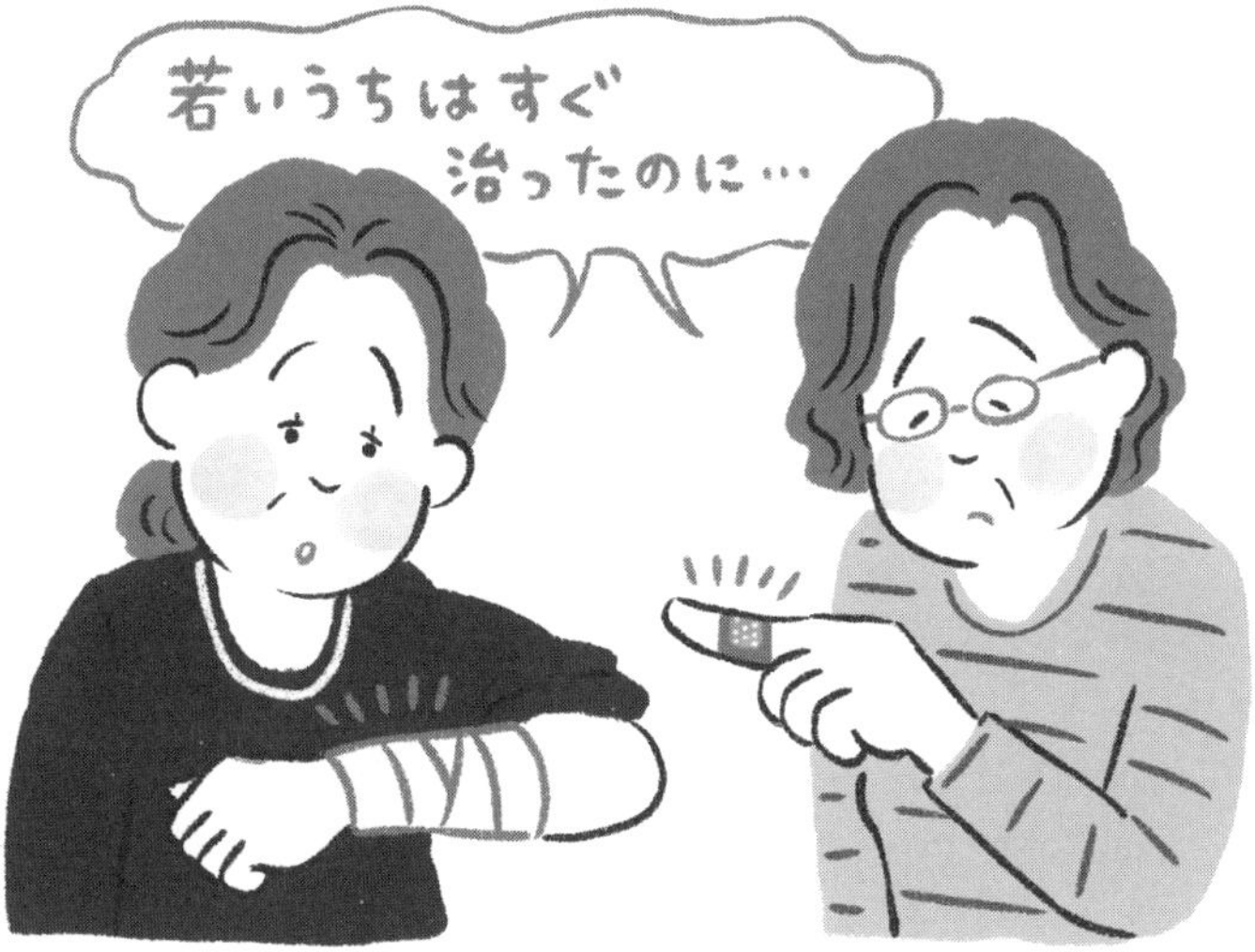

血管は少ないほうがいい

本来、私たちは、生まれたときにできた正常な血管だけで、生きていくことができます。しかし、年齢とともに不要なモヤモヤ血管が増えてきてしまいます。また、たとえばケガをしたときも、その部分を修復しようとして血管が増殖します。若ければ、ケガはすぐに治り、モヤモヤ血管も消失してしまいますが、高齢になるほどケガの治りは遅く、モヤモヤ血管もその場に居座り続けます。１、２年はあたりまえ、中には10年以上も居座り、体の役に立たないどころか、悪さを働き続けることになります。

モヤモヤ血管があると、なぜ痛い？

✸ひざはモヤモヤ血管ができやすい

多くの場合、ひざ痛の原因は「モヤモヤ血管」です。神経に腫瘍《しゅよう》ができているなど、神経自体に問題があるケース以外、ひざが痛いという人で、ひざにモヤモヤ血管がない人はほとんどいません。

ひざの半月板《はんげつばん》を損傷していたり、骨折したり、軟骨の塊ができていたりする場合も、そこには必ずモヤモヤ血管ができています。

もともと、ひざはモヤモヤ血管がかなりできやすい場所。というのも、ひざは日常生活において使う頻度が多く、酷使しているからです。

特に日本では、昔に比べればイスの生活が増えたものの、正座をする、和式のトイレを使うなど、ひざに負担がかかる動作が少なくありません。

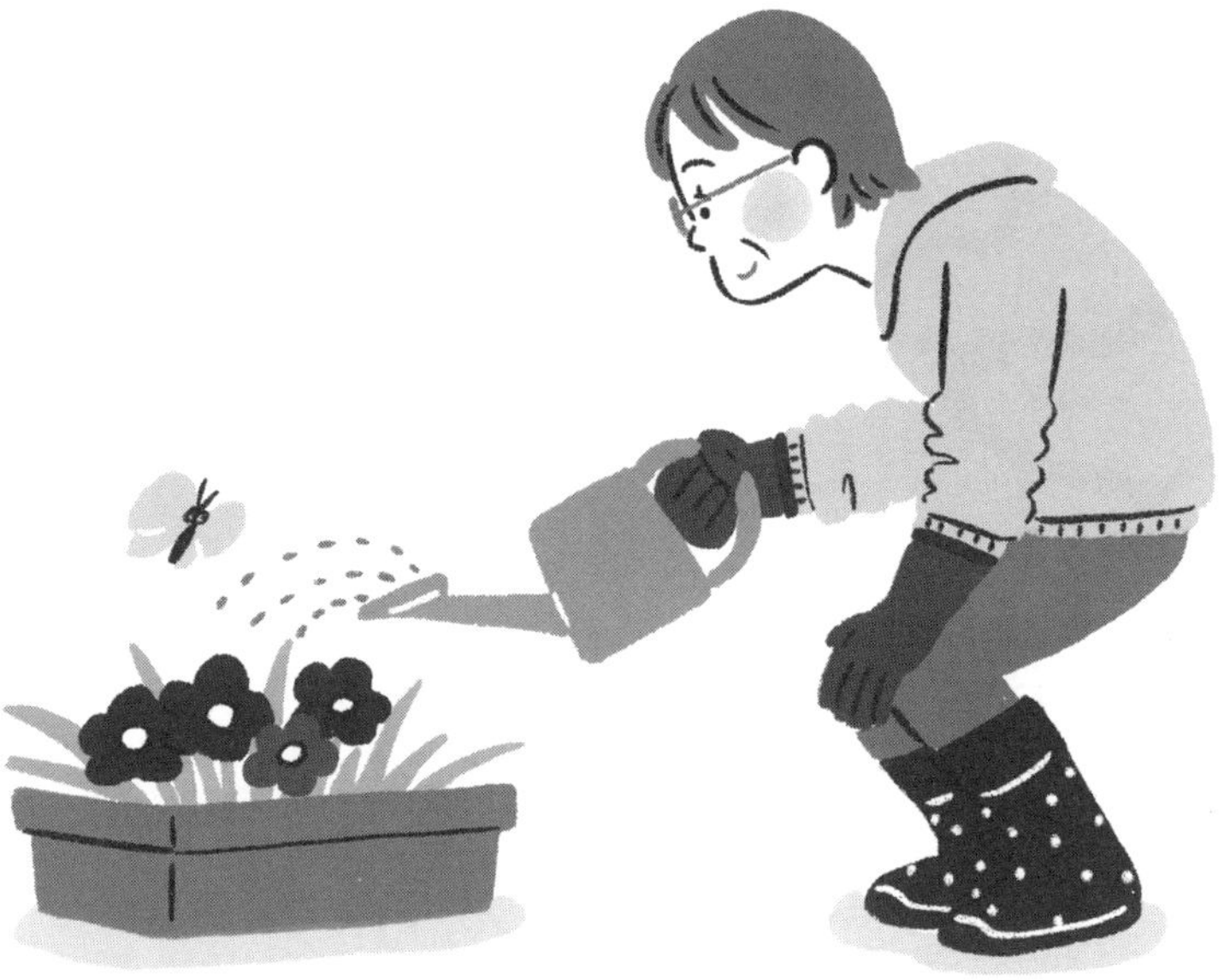

最近は、かがんで作業をすることが多いガーデニングや、ダンスを趣味とする人が増え、畳とはまったく無縁の生活をしていてもひざに負担を強いている人が意外に多いのです。

もっと言えば、ただ立っているだけでも重力がかかりますし、歩くにしても、足の運び方が悪ければ、ひざには常に負担がかかることになってしまうのです。

モヤモヤ血管が痛みの原因になる理由

では、なぜモヤモヤ血管は痛みの原因になるのでしょうか。主な理由は、「モヤモヤ血管の周りに神経線維が増えるから」

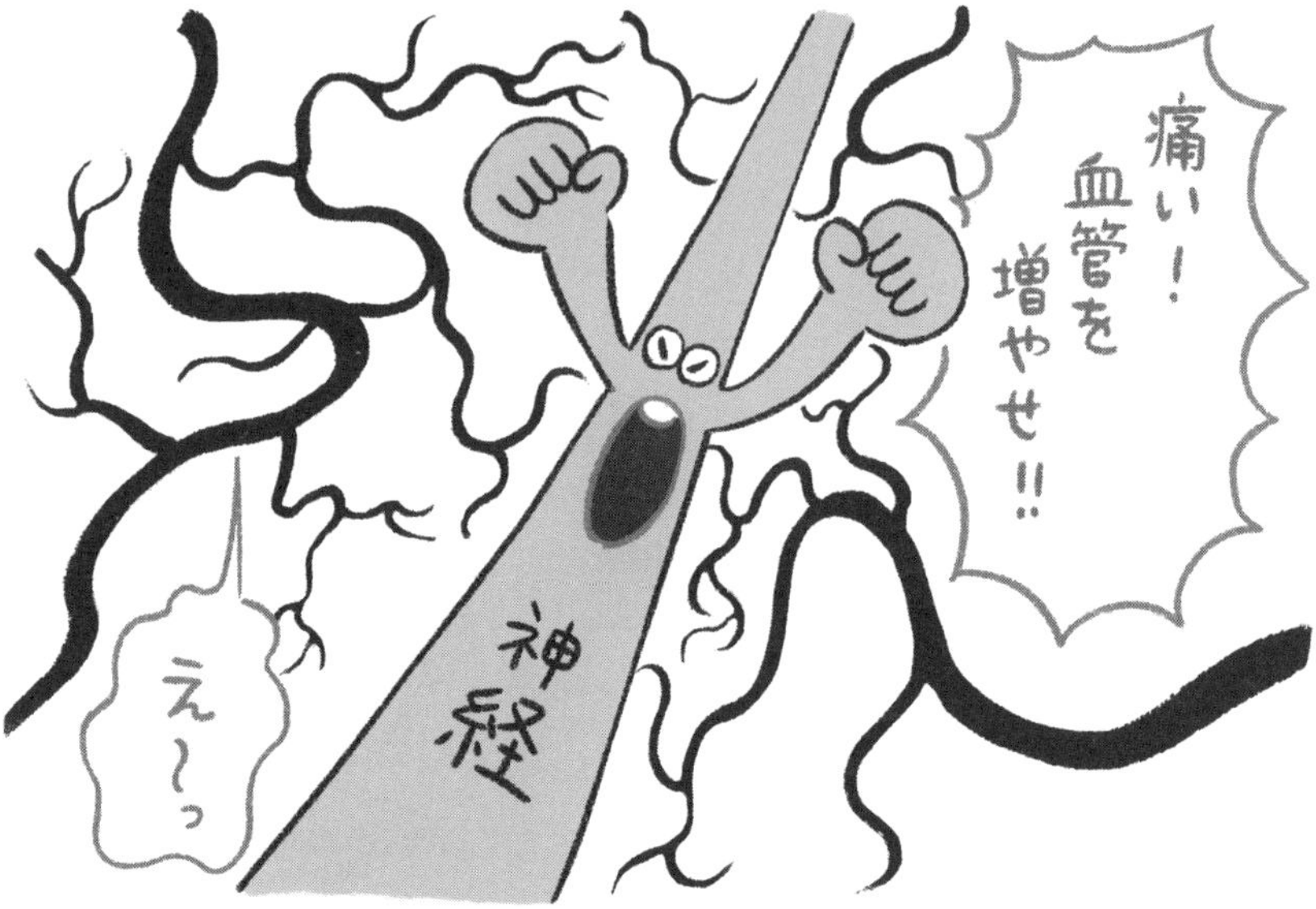

です。

私たち人間の体には、いくつかの基本ルールがありますが、そのひとつに「血管と神経は一緒に増える」というものがあります。血管が増えているときは同時に、その周辺で神経線維も増えていて、この神経線維こそが、痛みを引き起こす張本人なのです。

痛みの信号は、神経線維から脳に送られます。そして、神経線維が増えると、そのぶん痛みが脳へと伝わりやすくなります。血管が増えると痛みが生じるのは、そのせいです。

そして、増えた血管が腫れていたり拡張していたりするほど、つまり異常であればあるほど、その周りの神経は過敏になることがわかっています。

痛みが長引いてしまう悪循環

モヤモヤ血管による痛みは、長引いてしまうのが特徴です。

神経は、痛みが起こると脳に「痛い！」という信号を送るわけですが、それと同時に、周りの血管に、さらなる拡張を促す物質を出します。それによって、さらに異常な状態が続きます。

つまり、モヤモヤ血管にともなって増えた神経線維が、さらにモヤモヤ血管を作ってしまうのです。

しかもモヤモヤ血管は、血管の正常な機能が失われているため、そこから水や炎症物質が漏れていきます。「血管透過性亢進《とうかせいこうしん》」と呼ばれる状態です。

すると炎症が起き、さらにモヤモヤ血管ができやすくなり、痛みが生じる……という悪循環が起こってしまう。これが、痛みが長引くメカニズムです。

モヤモヤ血管は、なぜ40代から急増する？

更年期を迎えた女性は要注意

40代に入るとモヤモヤ血管が急増する大きな原因は、加齢とともに血管新生抑制因子の分泌が減ったり、枯渇したりすることですが、なぜ40歳を境にそうした現象が起こるのか、実はまだ、よくわかっていません。

しかし、40歳前後から「長引く痛み」を抱える人が急増することから、「40歳を境に、血管新生抑制因子が減る」と考えていいでしょう。

たとえば、モヤモヤ血管が肩の関節にできると、肩に強い痛みが生じます。このような症状は、「四十肩」や「五十肩」などと呼ばれますが、その名の通り、40代に入ったあたりから、肩が痛みだした人が少なくないのではないでしょうか。

「四十ひざ」「五十ひざ」という名称はありませんが、実際のところ、40歳前後から

ひざの痛みは40代から！

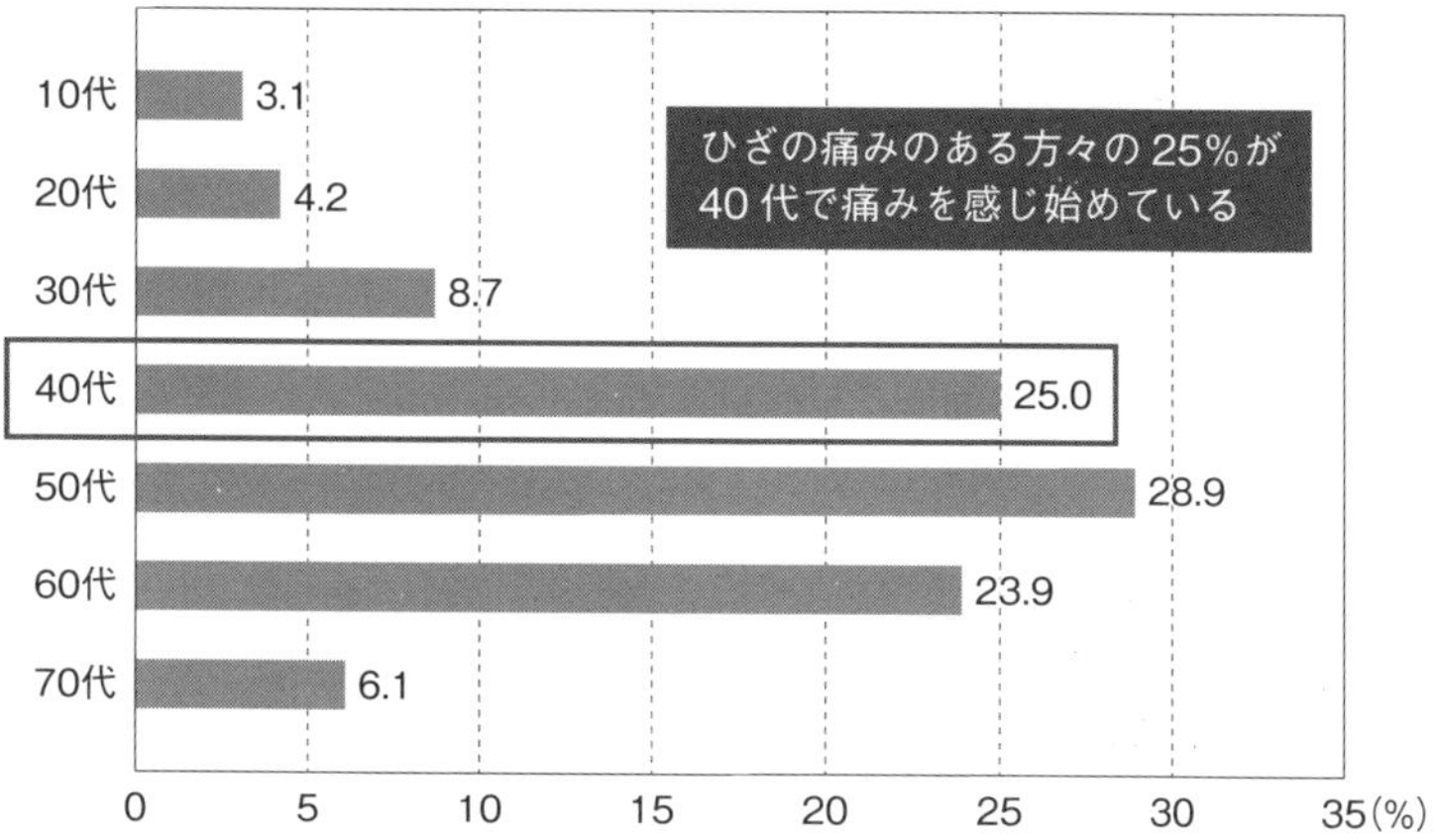

科研製薬株式会社・生化学工業株式会社「ひざの痛みと対処法に関するアンケート調査」(2012年)より、「あなたがひざの痛みを感じ始めた時期はいつですか？」に対する回答

ひざが痛み始めることが多いのは、やはりその時期から血管新生抑制因子の分泌が減ったり、枯渇したりしてしまうからでしょう。

なお、女性の場合、更年期（40代半ば〜50代半ば）と重なるとモヤモヤ血管がより増加します。

女性ホルモンの「エストロゲン」には、女性の体を守るさまざまな役割がありますが、そのひとつに「血管の正常化」があります。

ところが、更年期になるとエストロゲンが激減します。ひざの他にも、肩や指、股関節に痛みを抱える女性が多いのは、そのためでしょう。

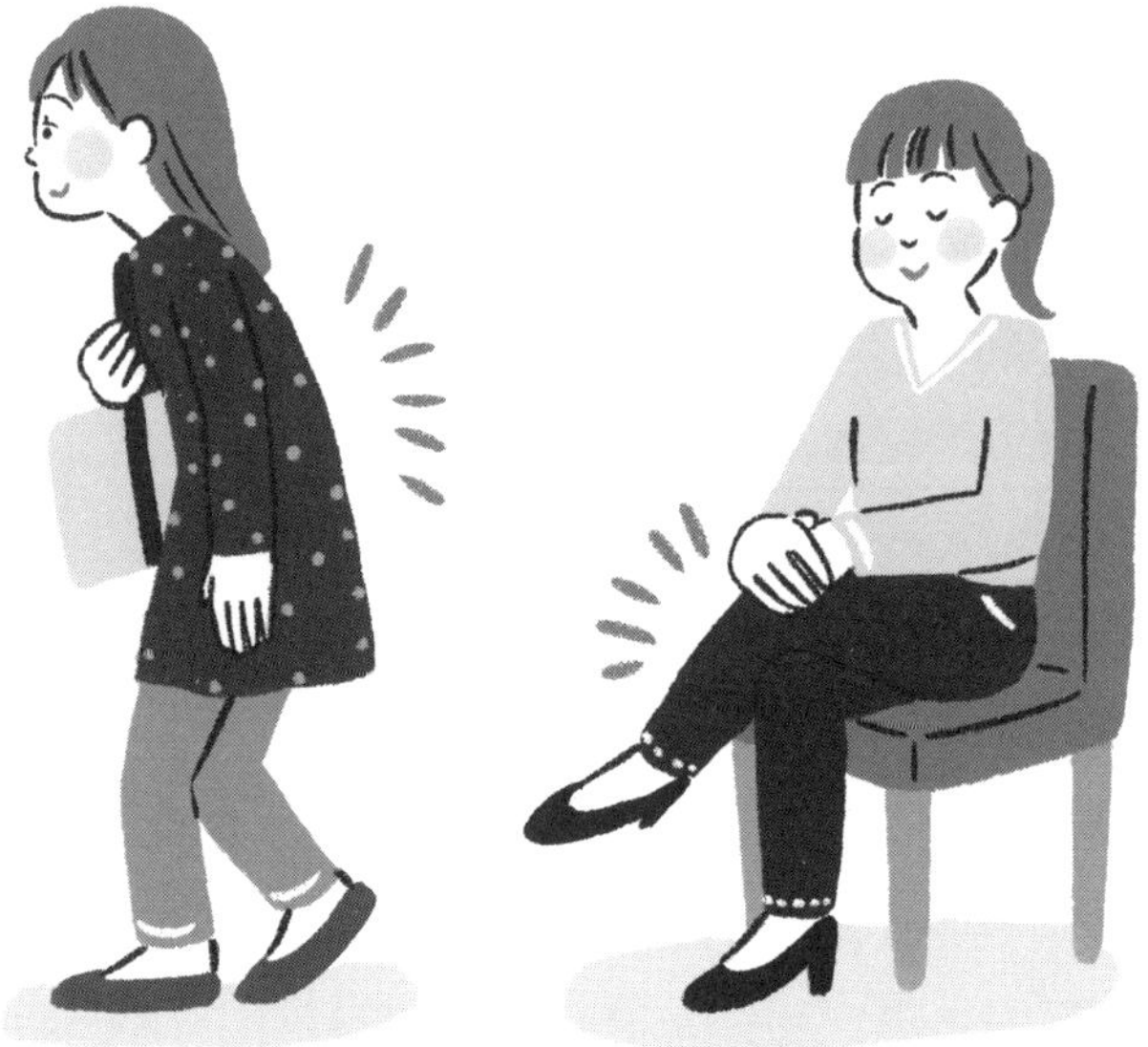

40代以降、加齢の影響が顕著に

もちろん、40歳以前でもモヤモヤ血管の痛みに悩まされることはあります。

年齢の他にモヤモヤ血管ができる要因としては、その部位に繰り返し負担がかかっていることに加えて、「姿勢の乱れ」が挙げられるでしょう。

ひざに関していえば、歩くときに正しい足の運び方をしていなかったり、座っているときに足を組むクセがあったりすると当然、ひざにモヤモヤ血管ができやすくなります。

また、ケガや骨折などのアクシデントも、モヤモヤ血管が作られる引き金になります。

サッカーやバスケットボールなどの選手は、ひざを酷使し、ケガをしやすいので、若くてもモヤモヤ血管による悩みを抱えている人が少なくありません。

もっとも、悪い姿勢でひざに負担をかけたり、ケガなどのアクシデントに見舞われたりしても、若いときは修復力があるので、痛みが長引かずに済みます。

しかし、私たち人間は残念ながら、加齢には抗えません。どんなに健康に気をつかっていても、40歳ごろから体の機能が低下し始めます。

その過程で、長年の悪い姿勢のクセや、かつてのケガや骨折の影響がじわじわと出てきてしまうのです。

実際、20代、30代でひざの半月板や前十字靭帯《ぜんじゅうじじんたい》などに大きなダメージを受けたことのあるスポーツ選手は、40代以降になって、ひざの痛みに悩まされることがとても多いのです。

モヤモヤ血管の見つけ方

モヤモヤ血管はレントゲンでは見えない

関節の痛みを訴えて整形外科を訪ねると、すぐにレントゲン検査をされることが多いのですが、長引く痛みの場合、レントゲンはほとんど役に立ちません。

しかし、モヤモヤ血管の有無を自分で判断する方法があるので、ご紹介しましょう。

痛みのある場所を指で押してみると痛む、あるいはもともとある痛みが強くなることがあります。これを「圧痛《あっつう》」と呼びますが、圧痛のある場所には、ほぼ間違いなくモヤモヤ血管が存在します。

ただし、モヤモヤ血管があっても、必ずしも「圧痛」があるとは限りません。「圧痛がない」＝「モヤモヤ血管がない」というわけではないのが、モヤモヤ血管のやっかいなところです。

モヤモヤ血管による痛みの特徴

じっとしているときに痛い、夜、寝ている間も痛いという場合も、ほぼ間違いなくモヤモヤ血管が関係しています。ただし、圧痛と同様、これらの痛みがないからといって「モヤモヤ血管はない」とは言い切れません。

モヤモヤ血管の痛みには特徴があります。「ズキズキ」「ジンジン」「チクチク」「ズーン（重い）」と表現されるような痛みは、ほとんどモヤモヤ血管によるものです。

これまで、「ジンジン」や「チクチク」などは「神経障害性疼痛」という、神経が原因の痛みとして認識されることが多かったのですが、私たちの経験から、モヤモヤ血管をもっている人は、このような痛みを訴えることがわかってきました。

ひざに、モヤモヤ血管があるかどうかを判断するチェックリストを作りましたので、チェックしてみてください。

「モヤモヤ血管があるかどうかわからない」という人は、このチェックリストで確認しましょう。2つ以上当てはまれば、ひざ周りにモヤモヤ血管ができていると考えられます（※ただし、骨折や細菌感染のある人は除く）。

2つ以上当てはまると、モヤモヤ血管の可能性大！

モヤモヤ血管チェックリスト

□ひざ周りを押していると、明らかに痛い場所がある

□じっとしているときにも痛みがある

□夜、寝ているときに痛い

□朝、起きたときに痛い

□激しい運動をしたあと、痛みが増す

□動き始めたときに痛み、しばらくすると痛みがやわらぐ

□お酒を飲んだあとや、飲んだ次の日に痛みが増す

□天候や気温によって痛み方が変わる（台風の前の日に痛む、クーラーの風に当たると痛む、冬になると痛む、など）

□痛みは「ズキズキ」「ジンジン」「チクチク」「ズーンと重い」などと表現できる

□痛む場所が赤くなったり、腫れたりすることがある

第2章

ひざの
「痛点押し」で
痛みを消そう！

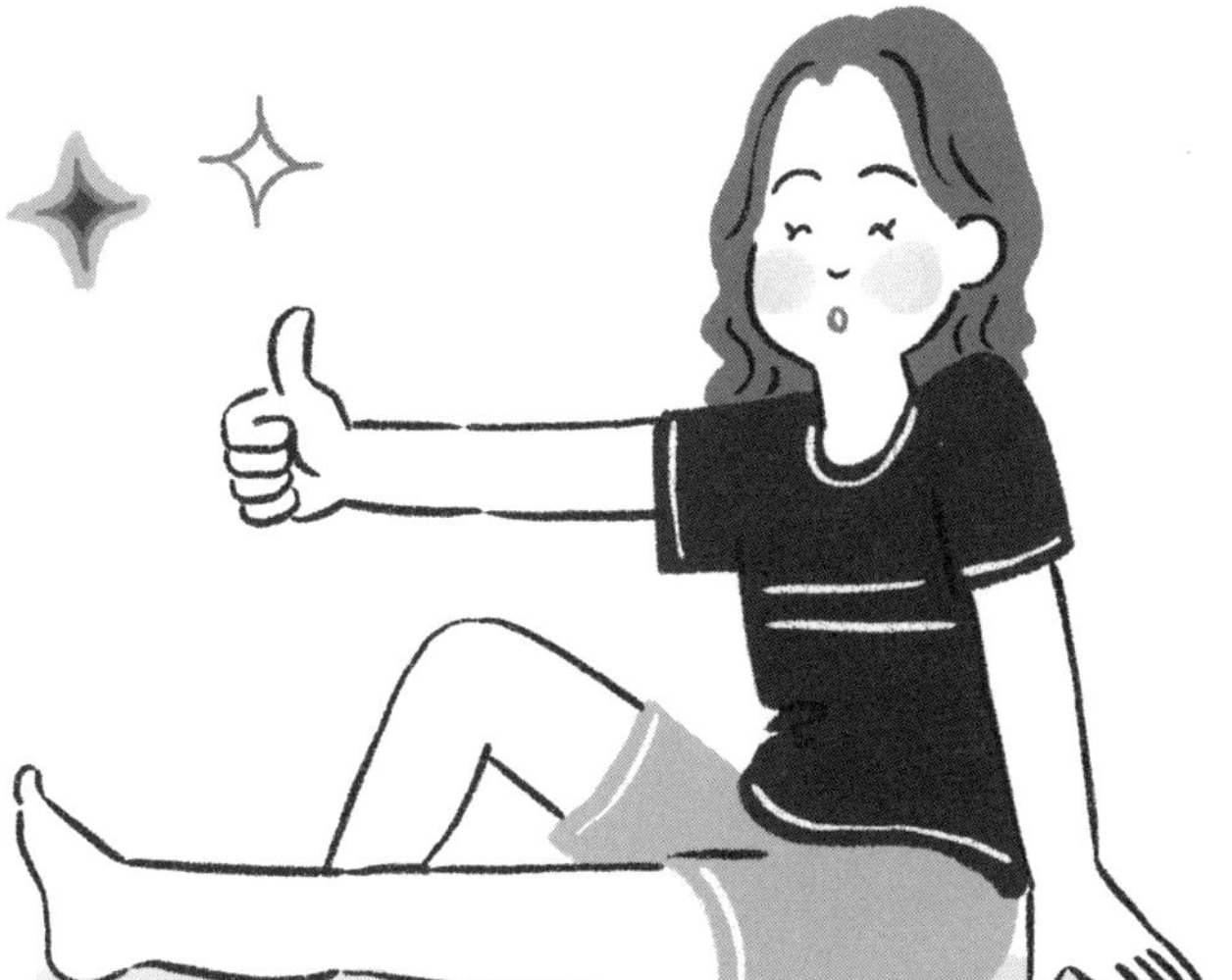

ひざのモヤモヤポイントを知る

ひざのどこに痛みが起きているのか

ひざに長引く痛みがある人は、ひざ関節の周辺の「モヤモヤ血管」を押圧《おうあつ》（押して、圧迫）します。

押圧を行う際のポイントは、まず、「どこに痛みが起きているか」を知ること。ひと口に「ひざ」といっても、ひざの前側に痛みがあるのか、それとも内側なのか、外側なのか。痛みのある場所によって、押す場所も異なります。

ひざの内側、外側、裏側……と順に指で押していき、どこが痛むのかを探ることが大切です。

まず、ひざの構造を見てみましょう。

ひざは、太ももとすねの間にある関節です。

ひざの構造

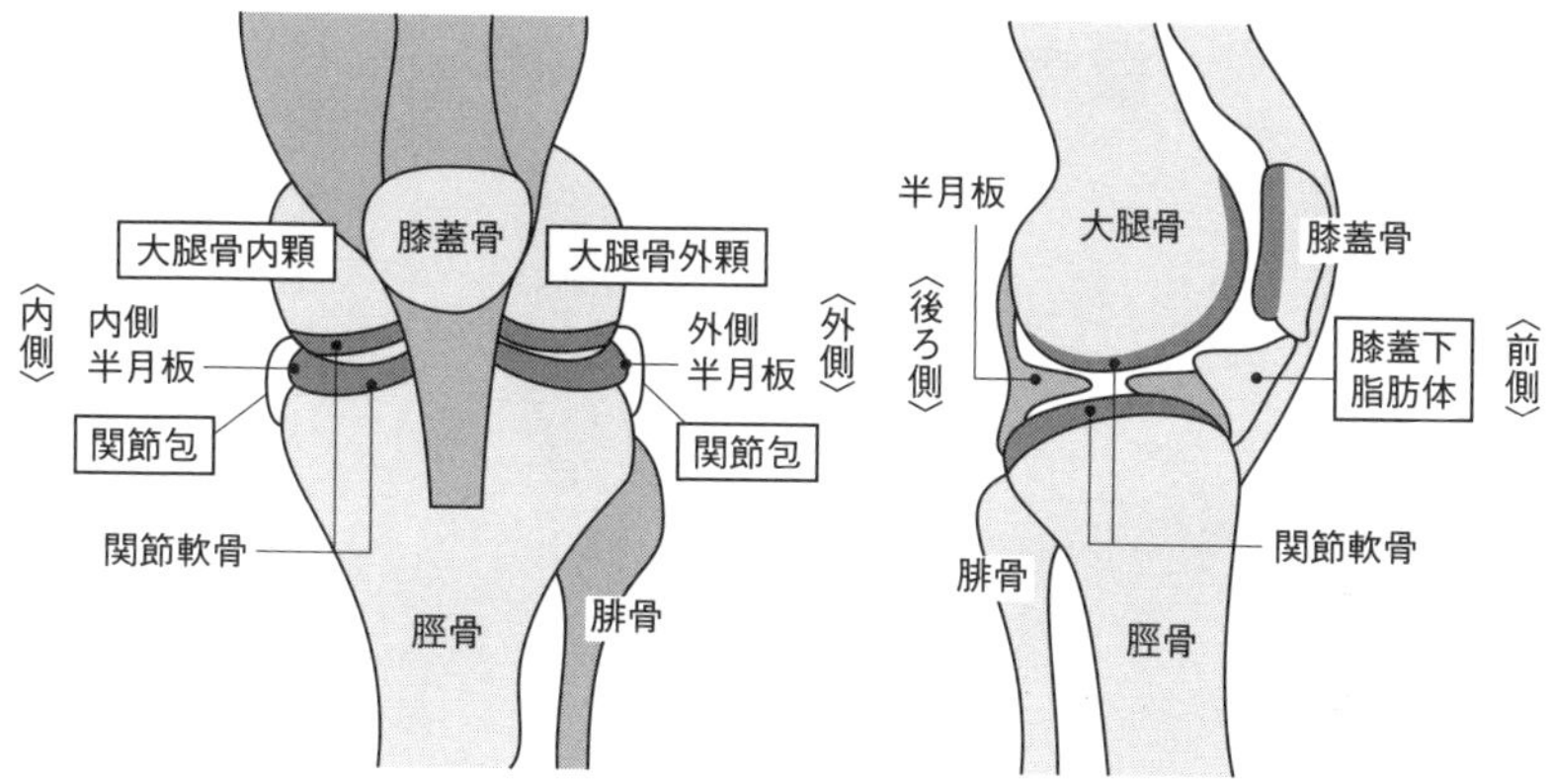

正面　　側面

上の図を見てください。側面から左足を見た図の前側で、ひざの一番前にあるのが「膝蓋骨《しつがいこつ》（ひざ小僧）」。「ひざのお皿」とも呼ばれています。そのすぐ下に、「膝蓋下《しつがいか》脂肪体」があります。

左足のひざの正面の図は、簡略化したものですが、まず「大腿骨内顆」「大腿骨外顆」「脛骨《けいこつ》」の3つを確認してください。これらはすべて、軟骨がついていて、その間に「半月板」という組織が挟まっています。さらに、これらを包んでいるのが「関《かん》節包《せっぽう》」と呼ばれる袋です。

モヤモヤ血管ができやすい場所

ひざの部位の名前の中では、「半月板」

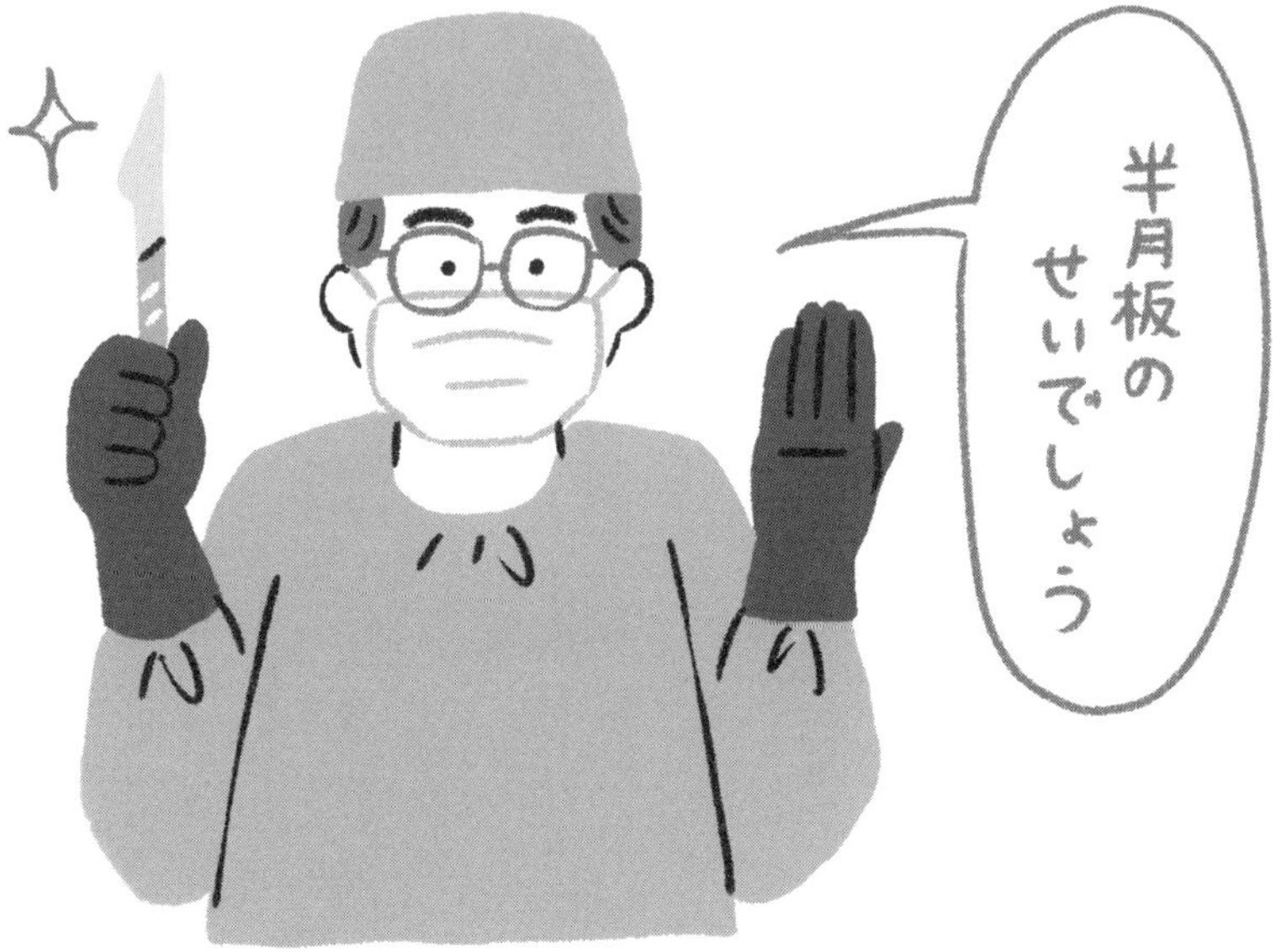

と「軟骨」の2つが有名です。

半月板は、ひざが正常に機能するのに必須の組織です。

また、軟骨があることで、大きな負荷に耐えることができます。

しかしながら、これらの組織の損傷が必ずしも、痛みの原因になっているとは限りません。

実は、純粋に半月板や軟骨が痛みの原因になることは少ないのです。むしろ、これまであまり注目されてこなかった場所にモヤモヤ血管ができ、それが痛みを招いていることが最近の知見で明らかになっています。

ひざにおいて、モヤモヤ血管ができやす

い場所（39ページ参照）は、骨膜《こつまく》（骨を覆う膜）、膝蓋下脂肪体、関節包《かんせつほう》と呼ばれる組織です。あるいは、腱の付着部や滑液包《かつえきほう》、軟骨下骨《かこつ》。

これらの場所にモヤモヤ血管ができてしまうと、ひざ痛の原因となることが多くあります。

中でも、「大腿骨内顆」（35ページ参照）という骨のでっぱりの周りの骨膜は、モヤモヤ血管が最もできやすい場所のひとつです。ここが痛みの原因となることがとても多いのですが、見逃す医師が少なくありません。なぜなら、従来の医学の教科書に書かれていないからです。

そのため、「半月板のせいです」と言われ、半月板を切除されてしまうこともあります。

半月板の手術を受けたものの痛みが治まらない、と私のクリニックを訪ねてこられる方がいらっしゃいますが、モヤモヤ血管を減らす治療によって痛みが改善するケースが多々あります。

痛点押しのやり方

痛点押しのやり方は簡単。ひざの「モヤモヤポイント」を、次の3ステップで親指を使って押圧（押して、圧迫）するだけです。

①痛みのある部分の周辺を、親指の腹で押してみる
②押したときに「圧痛」（圧迫したときに感じる痛み）を感じたら、そこにモヤモヤ血管ができている証拠
③②の「モヤモヤポイント」を親指で15秒程度押圧する

③で押圧する際には、1点に集中し、指の腹を使ってなるべく垂直に、一定の力でギューッと、圧をかけるようにします。深く息を吐きながら親指の爪が白くなるくらいの力を込めて押すのがコツです。

モヤモヤ血管ができやすい場所

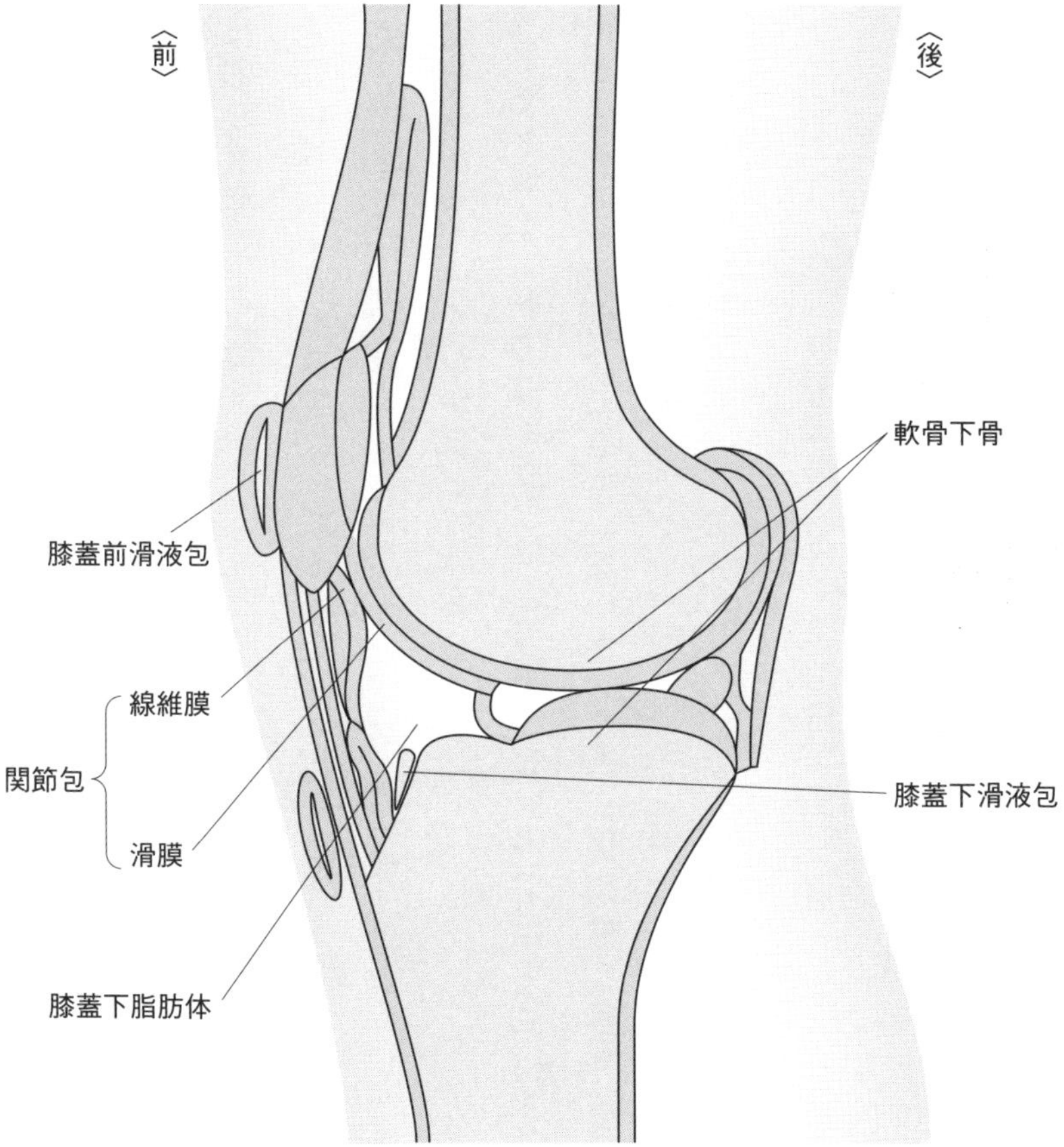

押圧すると、痛みがかなりやわらぎます。モヤモヤ血管は微細で、もろい血管でもあるので、押圧すれば減らすことができるからです。

モヤモヤ血管は、もともと不要な血管なので、押圧によって消失しても正常な血管への悪影響はありません。

圧痛を感じない場合もありますが、だからといってモヤモヤ血管ができていないとは限りません。①②で圧痛が感じられない人は、各部位の「痛点押し」（42～57ページ）を参考にしながら、いくつか試してみましょう。

また、「モヤモヤポイント」は1点だけとは限らないので、ひざに痛みを抱えている人は、他にもモヤモヤ血管ができていないかどうか、周辺をくまなくさわって確かめるようにしてください。

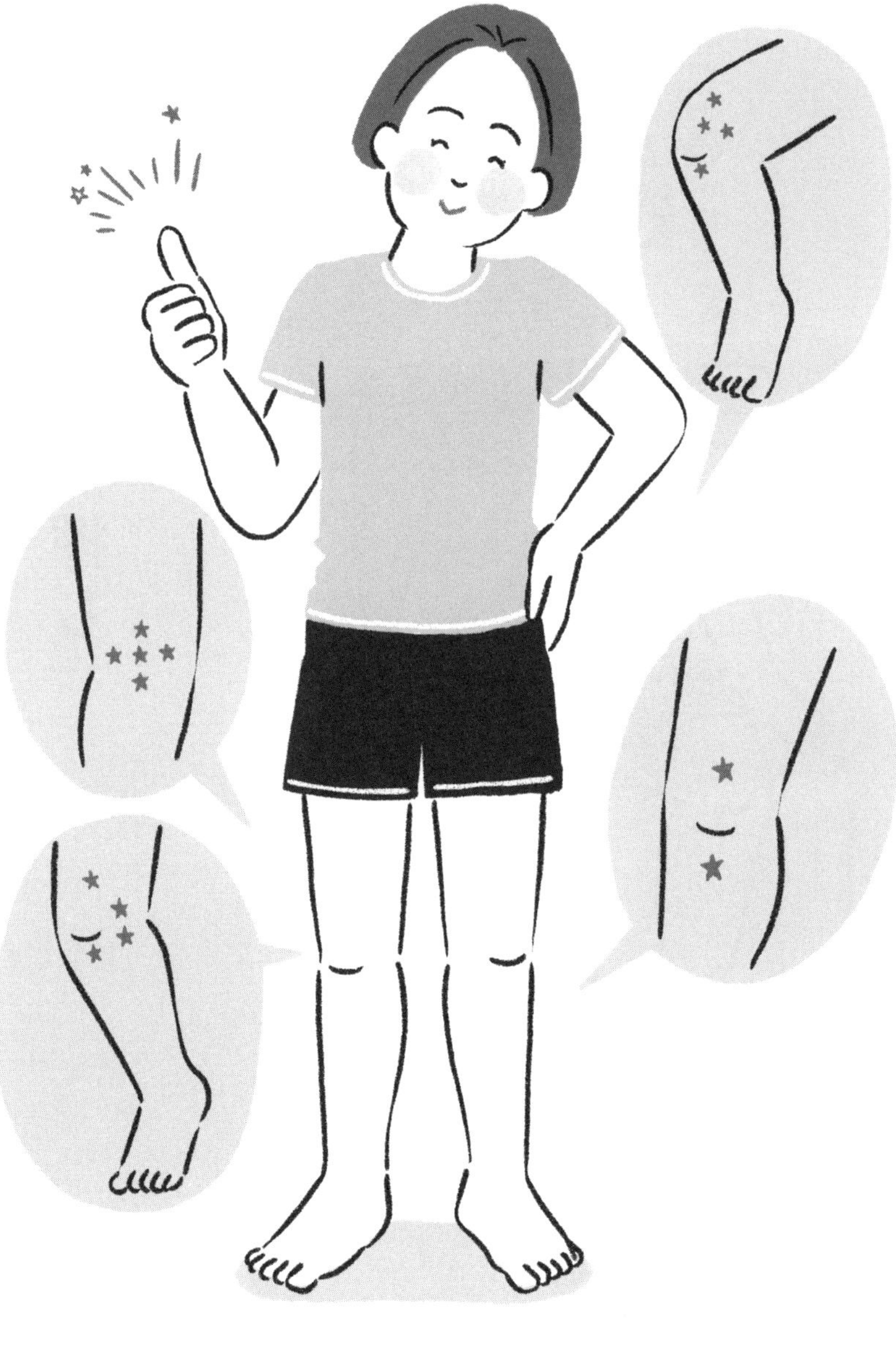

ひざの内側の「痛点押し」

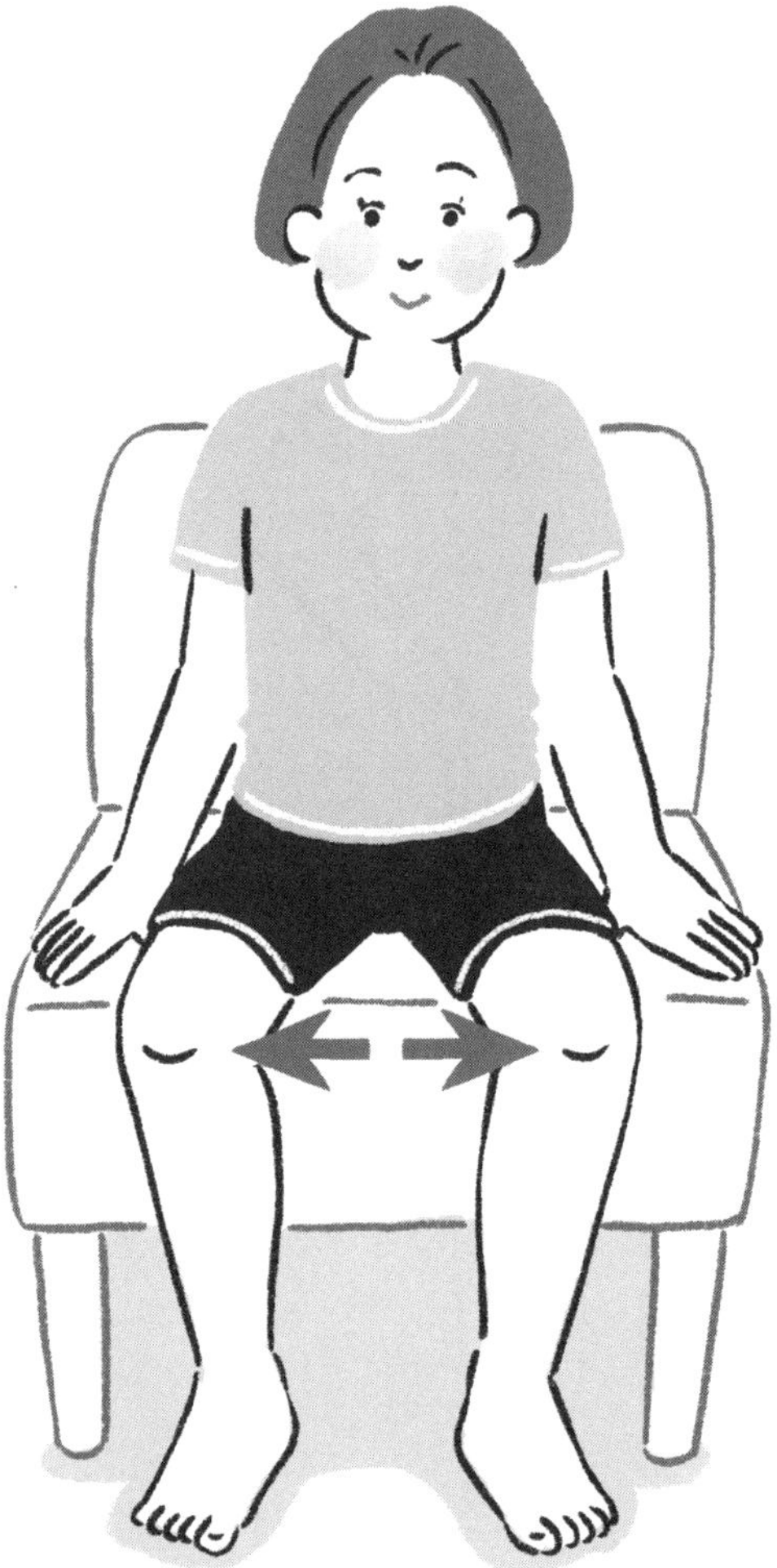

✸ひざの内側の「痛点押し」の手順

①イスなどにラクな姿勢で腰かけ、ひざの力を抜く。かかとは床につける
②右手の親指と人差し指でひざ小僧を横からつまみ、ガニ股になるように開いてひざの内側が見えるようにする
③右足のひざのお皿の内側の４つのポイント（次ページの図）を中心に親指で押してみて、押すと痛むポイントを探る
④痛むポイントを見つけたら、息を吸って、深く吐きながら15秒程度押圧し、ゆっくり指を離す
⑤左足のひざの内側も、同様に行う

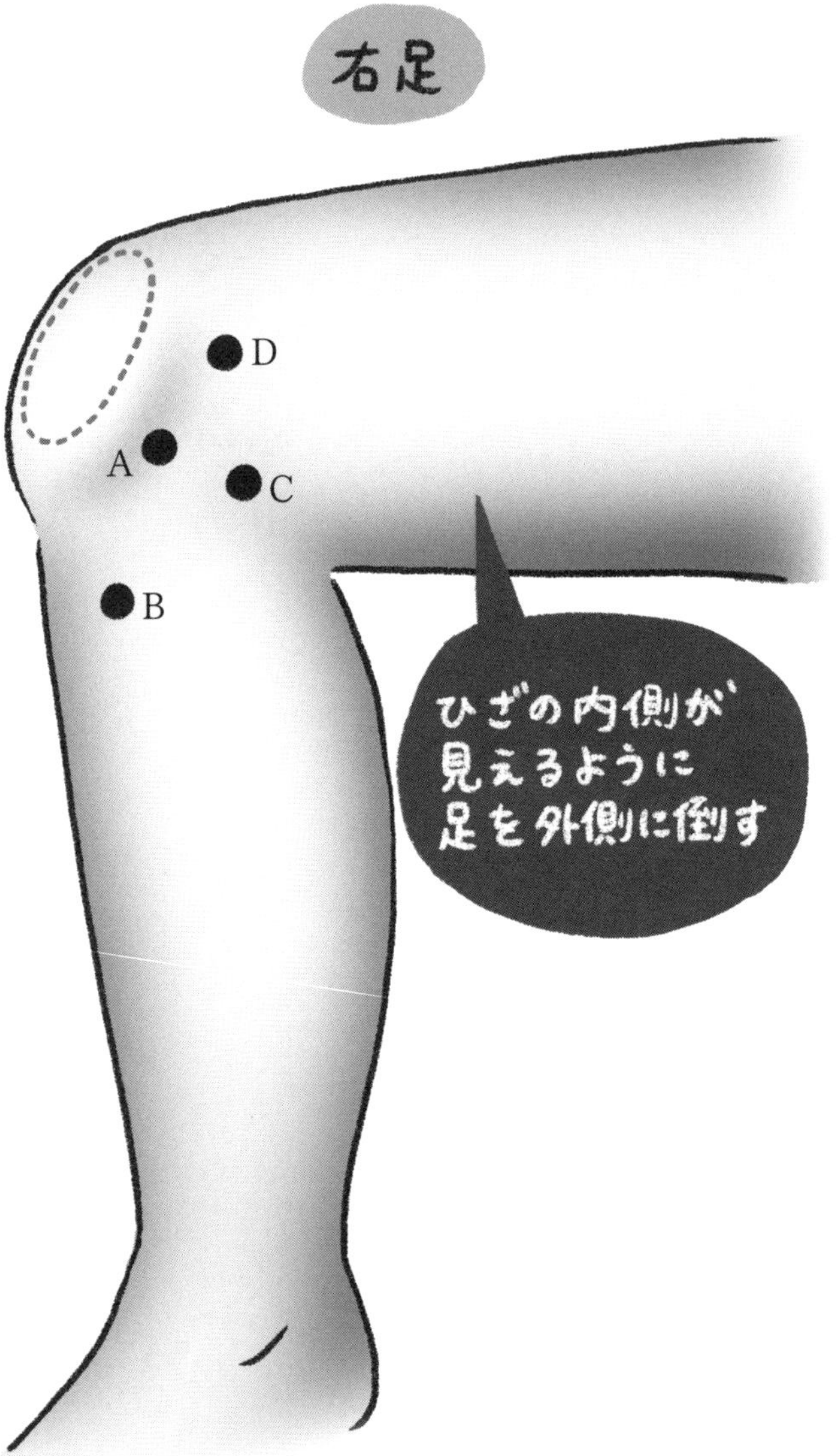
右足
D
A
C
B
ひざの内側が
見えるように
足を外側に倒す

「ひざが痛い」と感じている人の中で最も多いのが、「ひざの内側が痛い」という声です。その場合、ひざのお皿のすぐ内側にある「大腿骨内顆」（Ａ）という部分に、モヤモヤ血管ができていると考えられます。ここを押して痛いようなら、骨膜の痛みです。そこからすねのほうに向けて下に、順に押していきます。Ｂに痛みがあるようなら「鵞足部《がそく》」の痛み。これも骨膜の痛みです。

次に、もう一度Ａに戻り、そこからひざの内側に向けて指を進めます。ひざの裏に達する手前のＣに痛みを感じるようなら「半月板基部」という関節包の一部の痛みです。

さらにＤに痛みがあるようなら、内側の滑膜に生じているモヤモヤ血管の痛みということになります。

「痛点押し」のポイント！

- 親指の爪が白くなるくらいの強さで、なるべく垂直に力をかける
- 押すと痛むポイントが見つからない場合は、図で示したポイントの周辺をまんべんなく押圧する
- 息を吸って、深く吐きながら15秒程度押す
- 各部位１回（15秒）押し×１日３回程度行う

ひざの外側の「痛点押し」

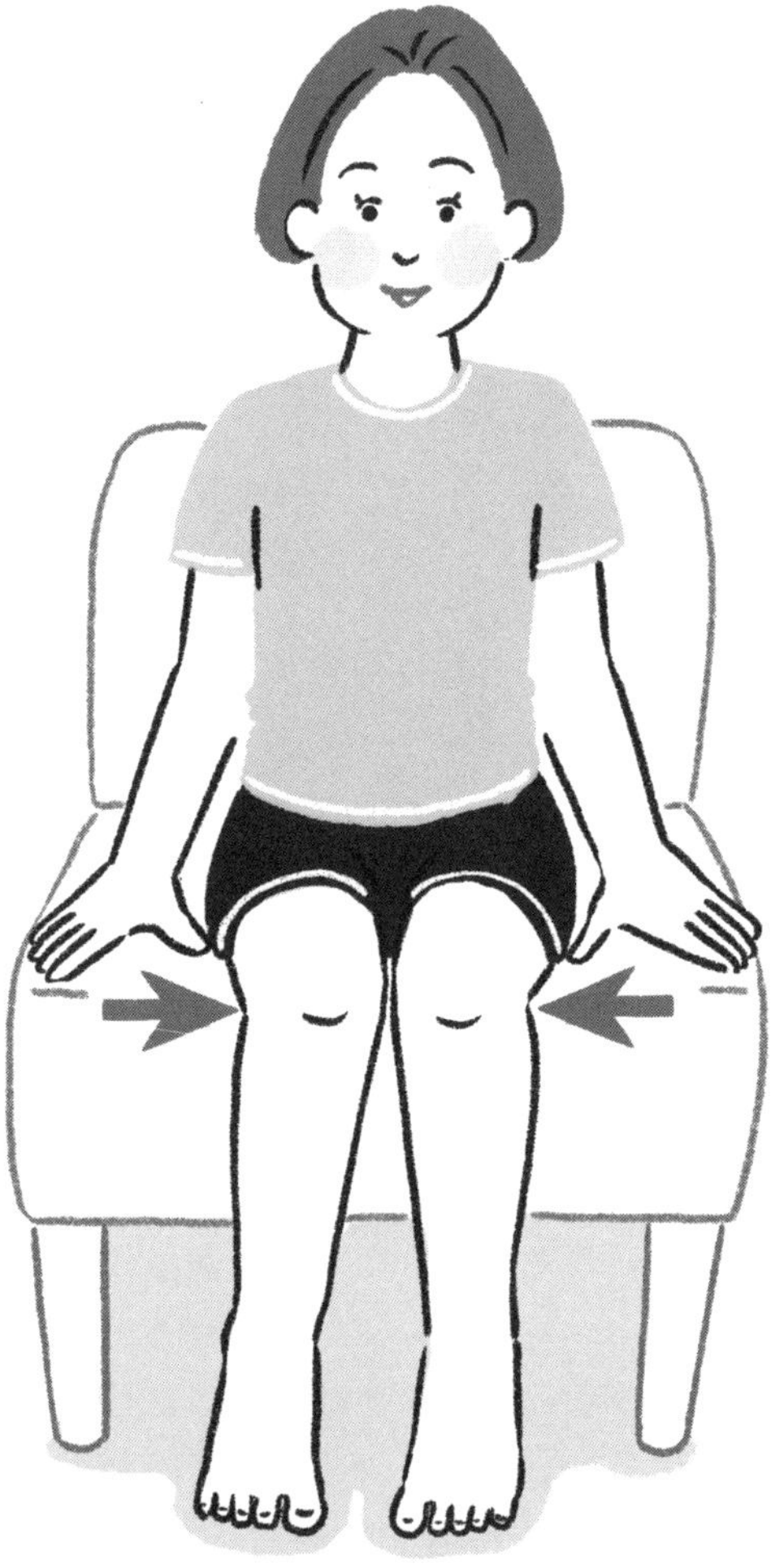

ひざの外側の「痛点押し」の手順

①イスなどにラクな姿勢で腰かけ、ひざの力を抜く
②左足のひざのお皿の外側にある４つのポイント（次ページの図）を中心に親指で押しながら、押すと痛むポイントを探る
③痛むポイントを見つけたら、息を吸って、深く吐きながら15秒程度押圧し、ゆっくり指を離す
④右足のひざの外側も、同様に行う

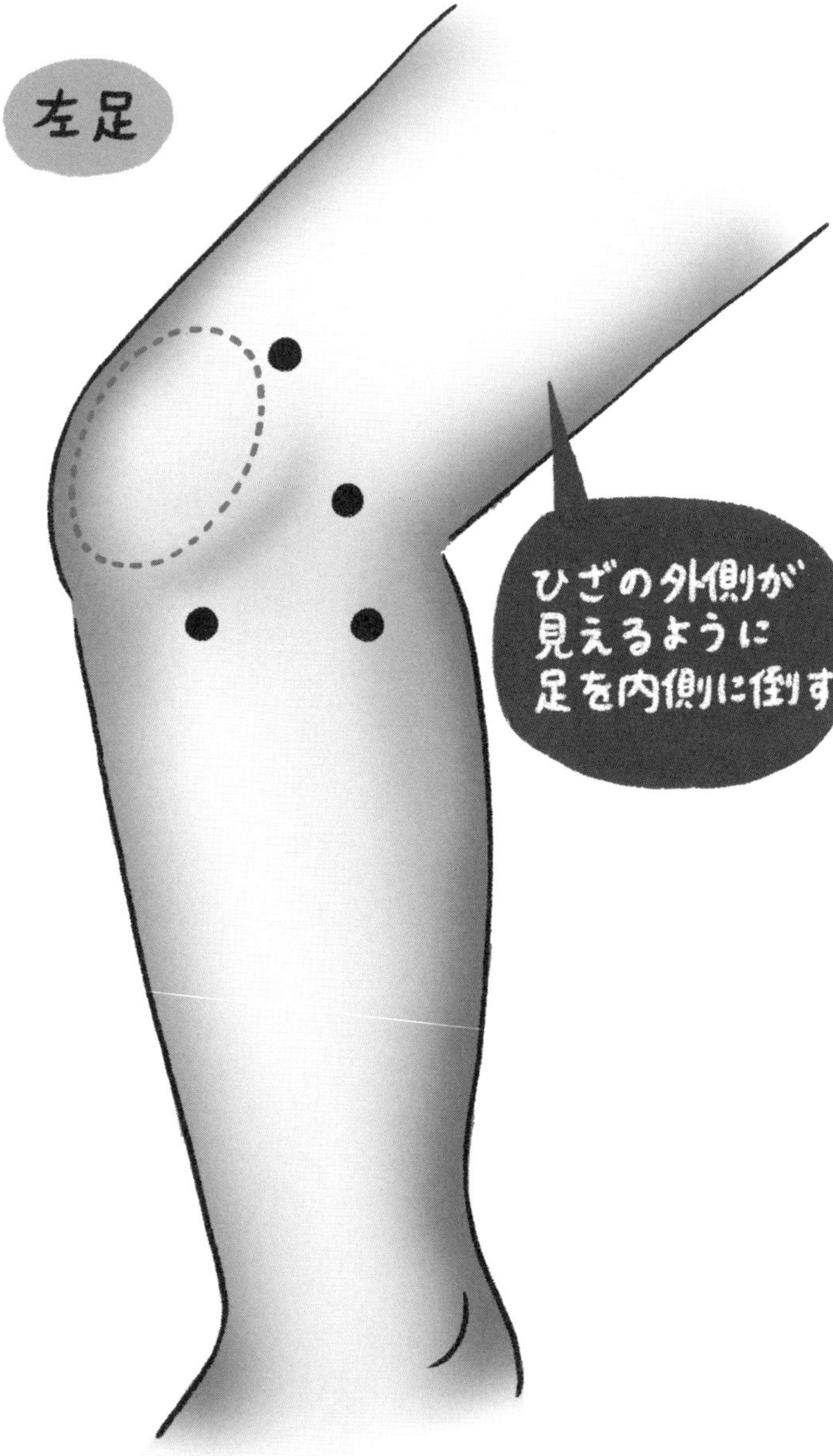
左足
ひざの外側が
見えるように
足を内側に倒す

ひざの外側に痛みを感じる人は、「腸脛靭帯炎《ちょうけいじんたいえん》」という状態になっている可能性があります。

ひざの外側に、押すと痛い場所がある、曲げるときに痛みを感じる、太ももの外側が張る、という人は、モヤモヤ血管が生じていると考えられます。

右ページの図の、４つのポイントを中心に、親指で押してみてください。押して痛みを感じるなら、そこにモヤモヤとした不要な血管ができています。

ひざの外側が痛む場合は、「滑膜」という部分にモヤモヤ血管が増えて、腫れている場合が少なくありません。レントゲンには写りませんが、超音波診断装置（エコー）で調べると、モヤモヤ血管のせいで炎症が起き、本来なら薄いはずの滑膜の部分が分厚い層になっていることがわかります。

「痛点押し」のポイント！

- 親指の爪が白くなるくらいの強さで、なるべく垂直に力をかける
- 押すと痛むポイントが見つからない場合は、図で示したポイントの周辺をまんべんなく押圧する
- 息を吸って、深く吐きながら15秒程度押す
- 各部位１回（15秒）押し×１日３回程度行う

ひざの前側の「痛点押し」

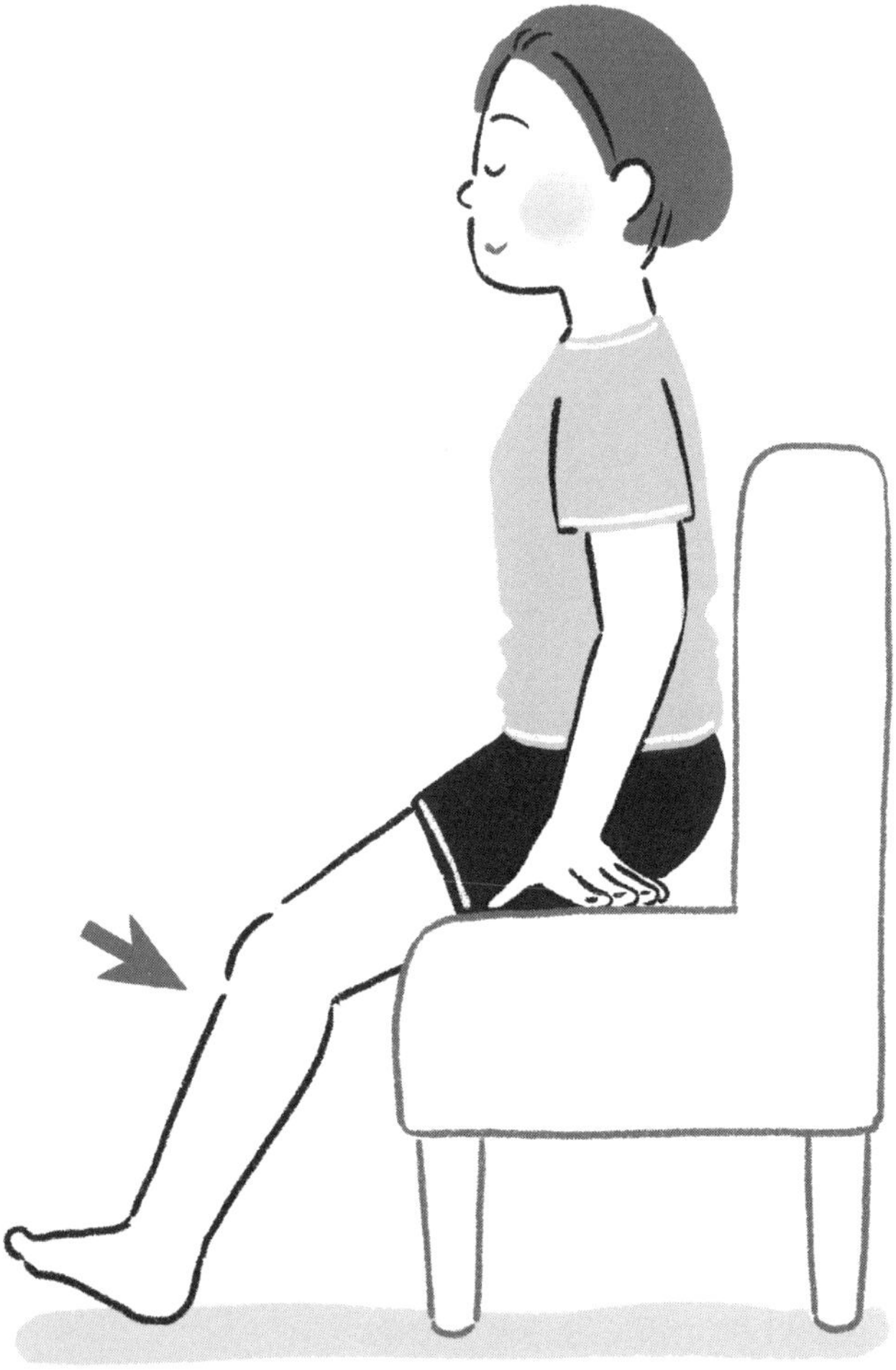

✸ひざの前側の「痛点押し」の手順

①イスなどにラクな姿勢で腰かけ、なるべくひざを伸ばす。かかとは床につける
②右足のひざのお皿の、上下のやわらかい部分を親指でさわり、押すと痛むポイントを探る
③痛むポイントを見つけたら、息を吸って、深く吐きながら15秒程度押圧し、ゆっくり指を離す
④左足のひざの前側も、同様に行う

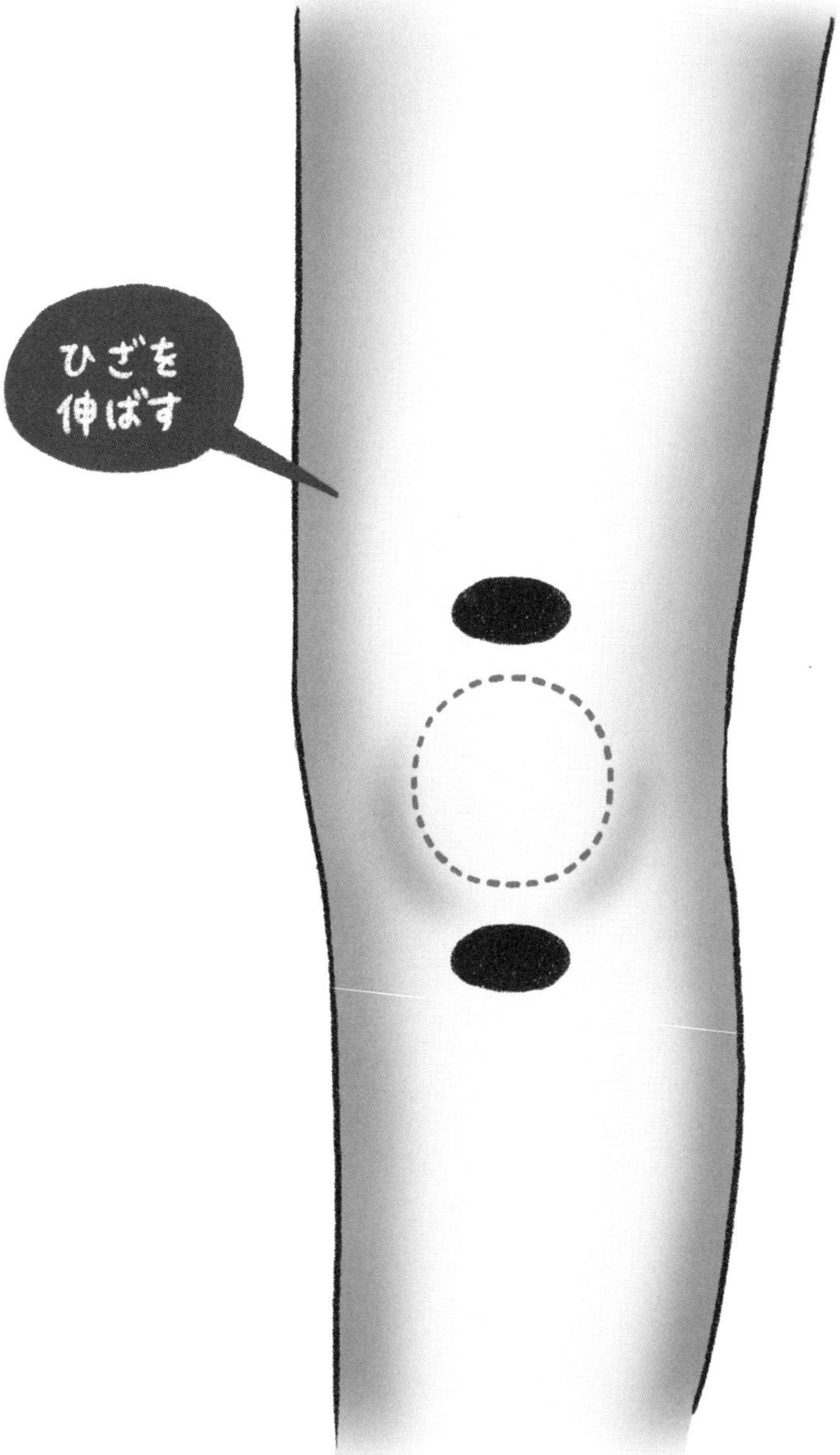
ひざを
伸ばす

ひざの前側が痛む（一般には「ひざ下の痛み」と表現される）人も、けっこう多くみられます。

高齢の方に多い痛みですが、10代、20代の人も少なくありません。

ひざの前側の痛みは「半月板のせいだ」「ひざのお皿のせいだ」と言われがちですが、特に原因がわからないひざ前側の痛みは、ひざ小僧のすぐ下にある「膝蓋下脂肪体」という組織にできたモヤモヤ血管が原因です。

膝蓋下脂肪体は、炎症が起きると血管がすぐにできてしまい、神経も一緒になって増えるため、痛みが生じやすくなるのです。

ひざの前側の痛みには他に、「膝蓋腱」という腱とその周りにモヤモヤ血管ができる「膝蓋腱炎」、すねの骨の上端にモヤモヤ血管ができる「オスグッド病」などがあります。

「痛点押し」のポイント！

- 親指の爪が白くなるくらいの強さで、なるべく垂直に力をかける
- 押すと痛むポイントが見つからない場合は、図で示したポイントの周辺をまんべんなく押圧する
- 息を吸って、深く吐きながら15秒程度押す
- 各部位1回（15秒）押し×1日3回程度行う

ひざの裏側の「痛点押し」

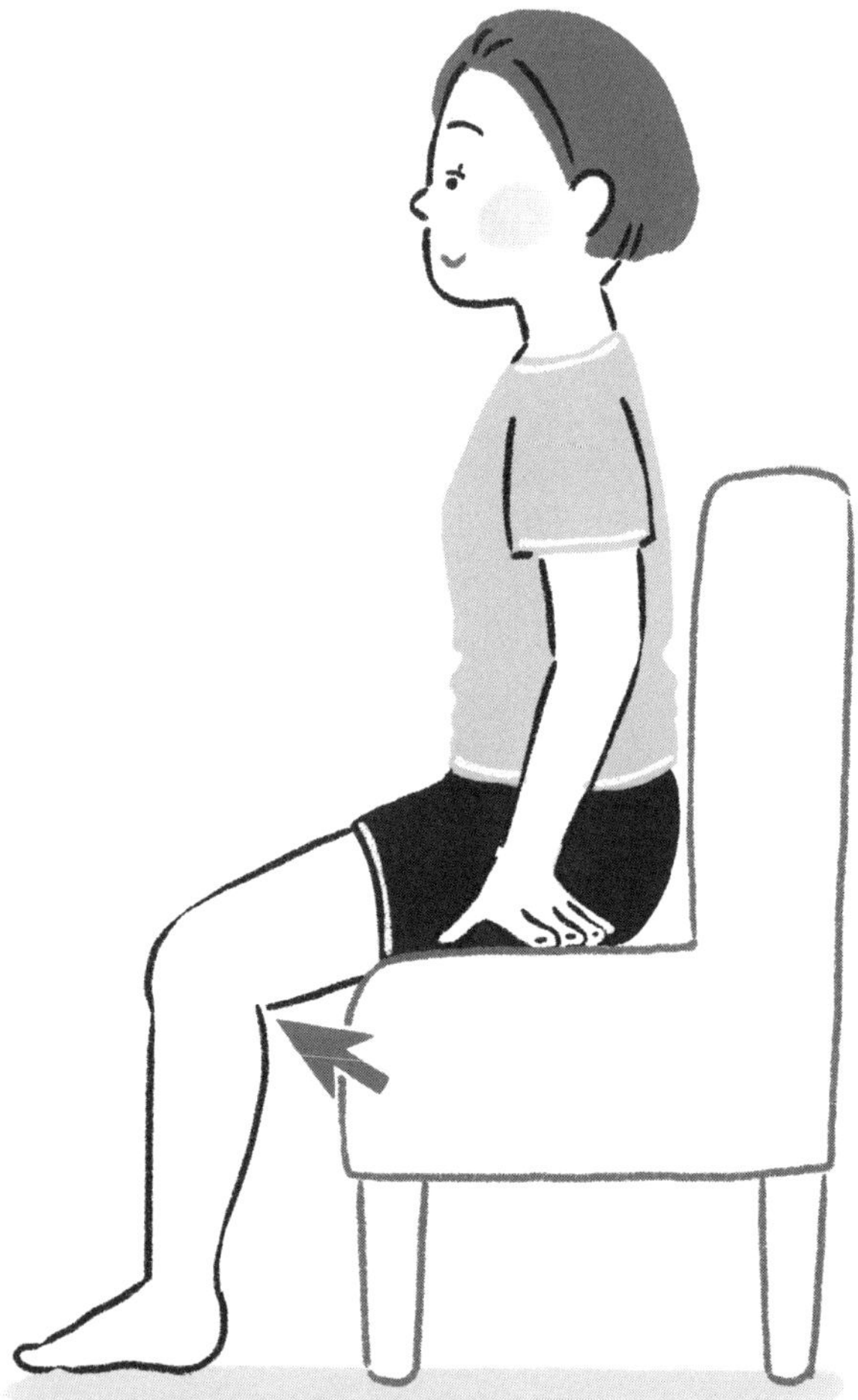

✹ひざの裏側の「痛点押し」の手順

①イスなどにラクな姿勢で腰かけ、ひざの力を抜く
②右足のひざの裏側の中心から、上下左右に向かって親指で押してみて、押すと痛むポイントを探る。ひざを直角に曲げると押しやすい
③痛むポイントを見つけたら、息を吸って、深く吐きながら15秒程度押圧し、ゆっくり指を離す
④左足のひざの裏も、同様に行う

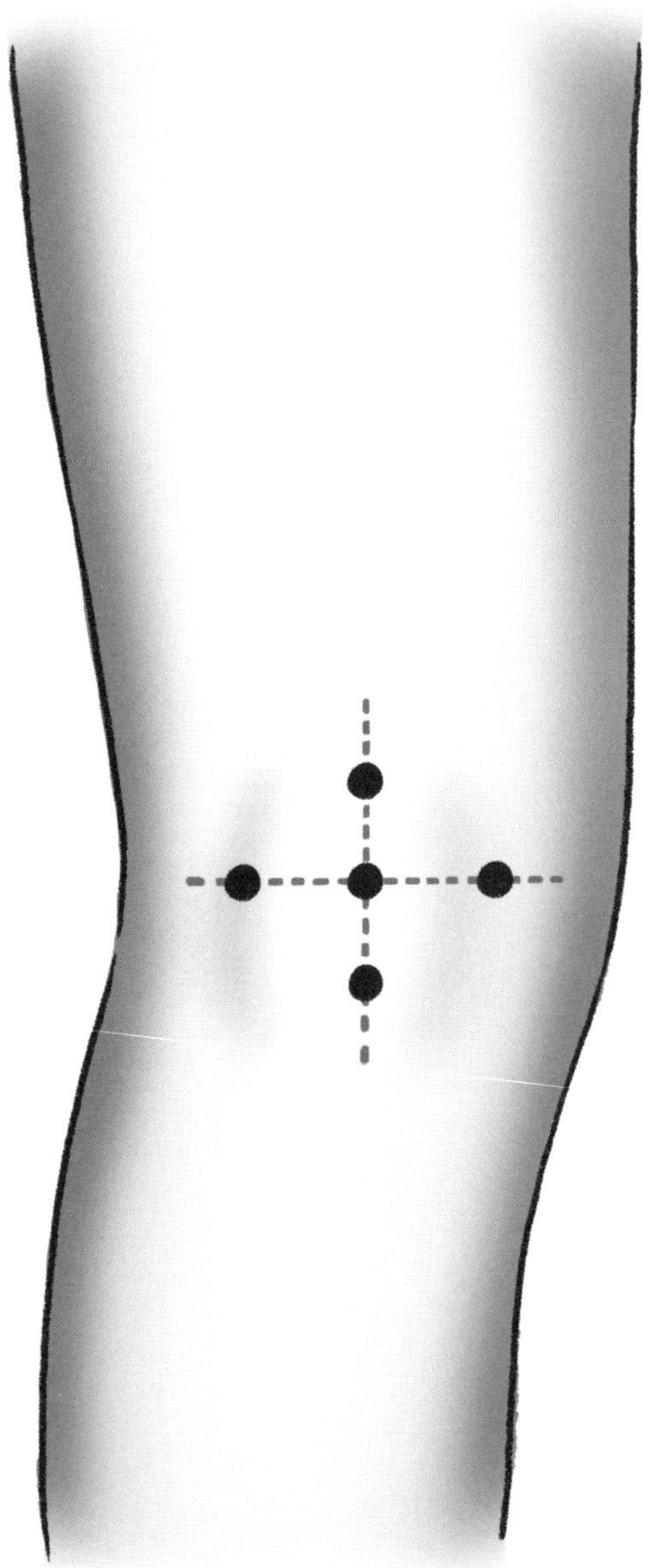

ひざの裏側に痛みがある場合は、大きく分けると３つのパターンが考えられます。

ひとつは、ひざの内側あるいは外側の筋肉の付着部（筋肉が骨にくっつくところ）に炎症が起きてモヤモヤ血管ができているとき。

次に、ひざの裏側にある脂肪組織の中にモヤモヤ血管ができていることがあり、その場合は、ひざの裏のちょうど真ん中あたりを押すと痛みを感じます。

また、中には半月板の後ろ側に損傷があり、それによってひざの裏側に痛みが出ている場合もあります。

このような人は、日常動作の中でひざをしっかり曲げようとしたとき、ひざの裏側に痛みが走ることが多いです。すると痛みのせいで、正座やしゃがみ込み、草むしりなどの動作ができないということが起こります。

「痛点押し」のポイント！

- 親指の爪が白くなるくらいの強さで、なるべく垂直に力をかける
- 押すと痛むポイントが見つからない場合は、図で示したポイントの周辺をまんべんなく押圧する
- 息を吸って、深く吐きながら15秒程度押す
- 各部位１回（15秒）押し×１日３回程度行う

長く押すと、もっと効果が出る？

時計を見ながら、正しい秒数で！

押す時間が長ければ長いほど、効果が出るのでは……と思いがちですが、残念ながら、そうではありません。長く押していると、つい押す力が強くなりすぎて、挫滅《ざめつ》（圧迫を受けて内部の組織が破壊されてしまうこと）のような状態になってしまいかねません。「早く治したい」と一生懸命になりすぎて、青あざができるまで強く、押し続けてしまう人がいますが、「過ぎたるは及ばざるがごとし」です。

押圧する適切な長さは15秒程度。モヤモヤ血管の押圧は、10〜15秒かけることで血流を遮断され、初めて効果を発揮します。持続的に、一定の力で押し続けることがポイントです。

ちなみに、これより短いと、いわゆるマッサージになってしまいます。詳しくは後

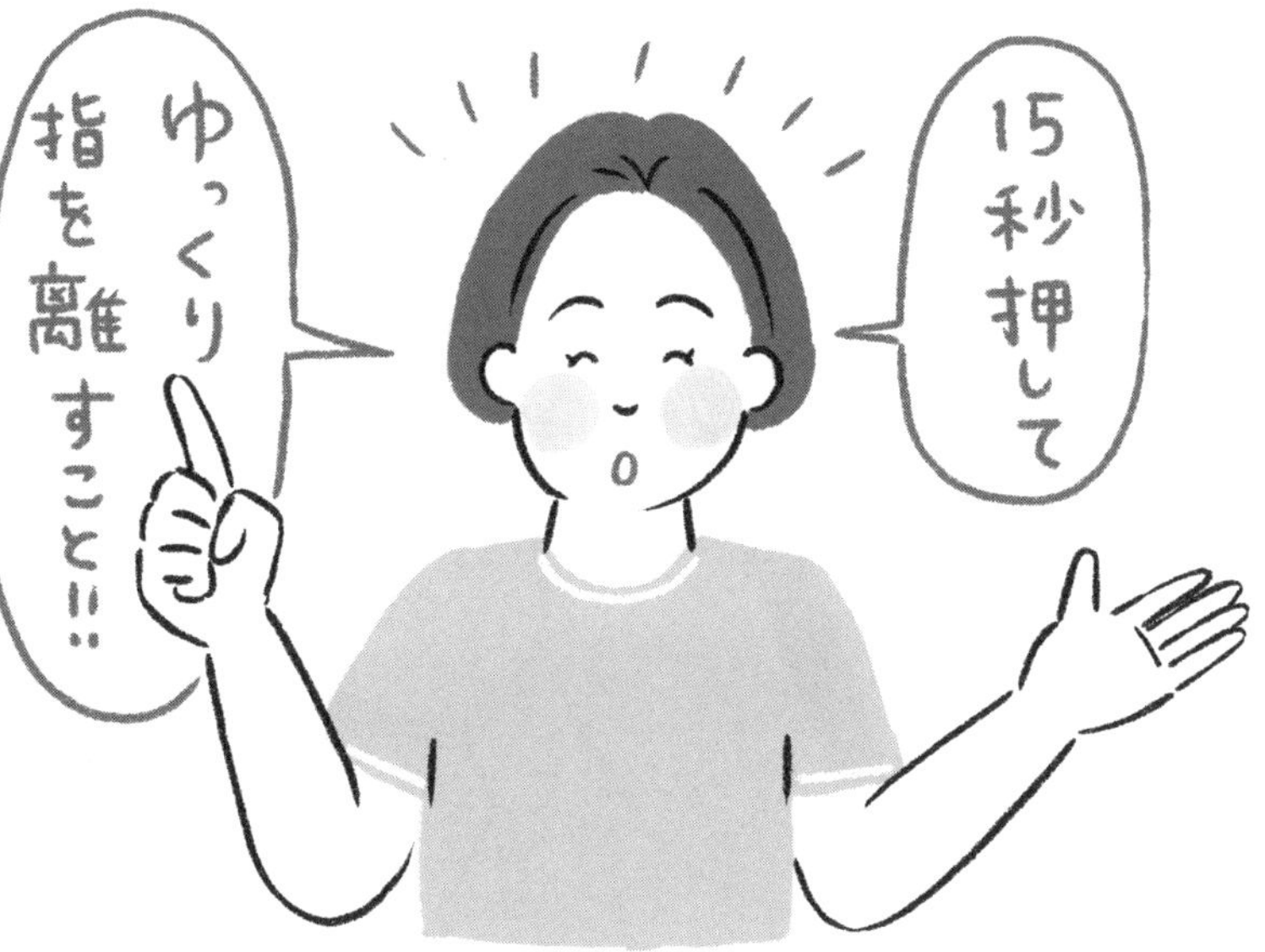

述しますが、中途半端なマッサージは、かえってモヤモヤ血管の流れを助長させることにもなりかねません。

また、自分では15秒押しているつもりでも、実際は5～6秒しか押していない人も、多く見受けられます。時計を見ながら、正しい秒数で行いましょう。

押圧後は「ゆっくり指を離す」こと。指をすぐに離してしまうと血流がすぐに回復してしまい、モヤモヤ血管がなかなか消えず、痛みがやわらぎません。

なお、押圧の強さについては、親指が痛くなるまで押してしまう人がけっこういらっしゃいますが、前述のとおり、挫滅や打撲のような状態になってしまいます。

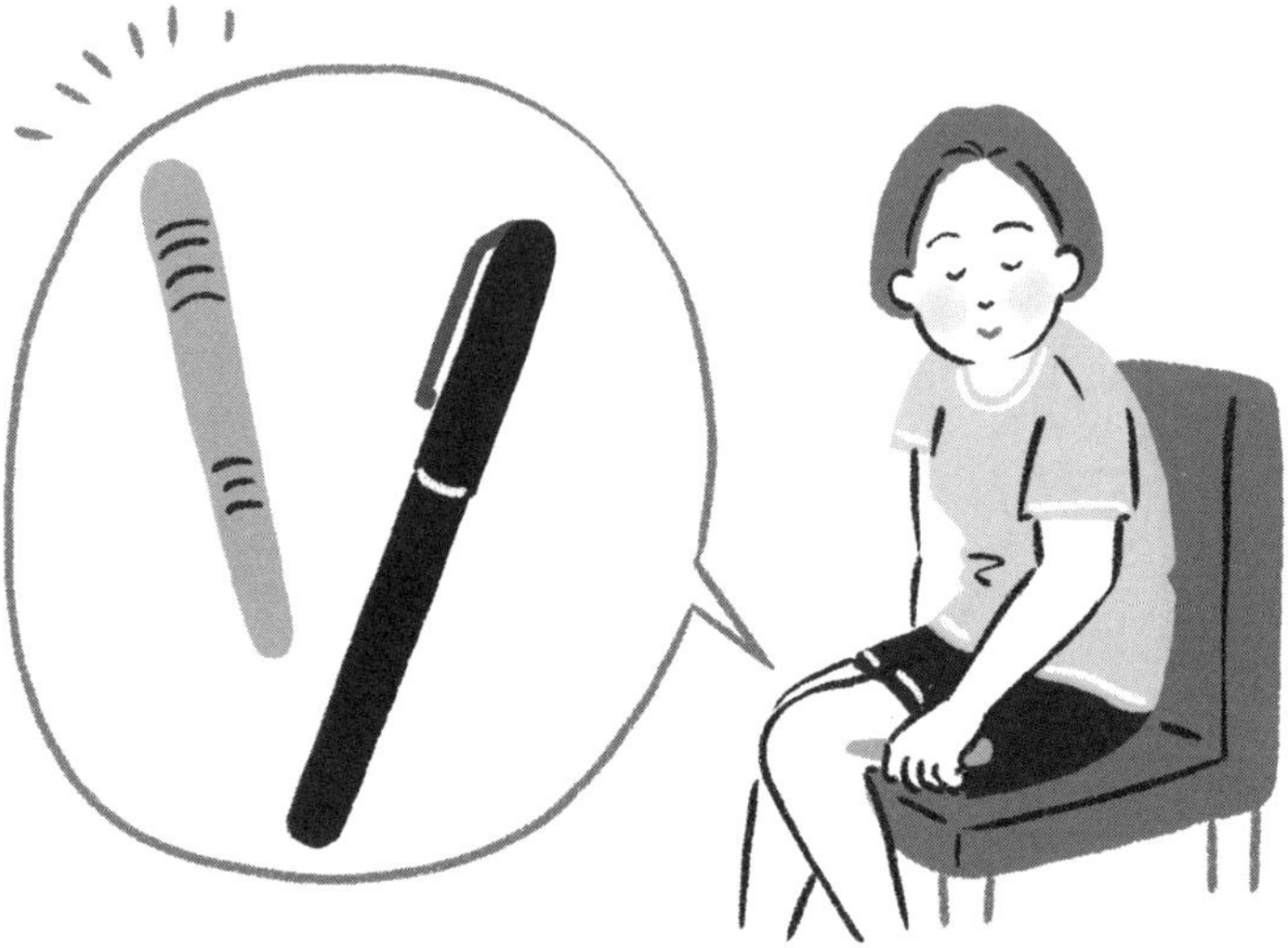

「親指の爪の色が白く変わるぐらいの強さ」で押すようにしてください。

道具を使ってもＯＫ！

指をケガするなどしていて、痛くて押圧できないという人は、道具を使って押してもＯＫ。その場合、先が尖ったものや、力をかけると割れる可能性のあるものなどは危険なので避けてください。

木製のマッサージグッズや、太めのボールペンやサインペンの後ろなどを使うのがいいかもしれません。

いずれにせよ、やりすぎは禁物。道具を使うと「強く押せてしまう」ので、注意が必要です。

異変を感じたら専門家に相談を

クリニックに通わず、自分で痛点押しを続けただけで痛みをとることができたという人が、たくさんいます。

本書でご紹介した「痛点押し」は、ひざの痛みに悩まされている人が、自力で、自宅で、簡単かつ安全に行える方法として考案したものなので、押す場所や押す力、時間を守って行えば、症状が悪化することは、まずないでしょう。

ただし、自分で行うことには限界があるということも、心得ておいてください。押す場所がずれたりして思わぬ痛みが出てしまい、モヤモヤ血管による痛み以外の症状につながる危険もあります。

自己流で間違った方法で行っていないか、医師や理学療法士など、専門家にアドバイスをもらいながら実践するのが理想的です。

痛点押しは、どのタイミング、どんな頻度で行う？

1日3回、いつ行ってもOK！

痛点押しは、「○時と○時に行うこと」といった、押圧するタイミングに関する決まりはありません。落ち着いてできる時間帯を選んで行ってください。

頻度としては、1日3回をおすすめしています。

朝起きたとき、昼休みなど日中、入浴後や就寝前など、少し時間を空けて行うといいでしょう。どうしても1日3回行うことが難しければ、最初は1回や2回からでもかまいません。

大切なのは、継続すること。「起きたら、必ず押す」という感じに習慣化しましょう。

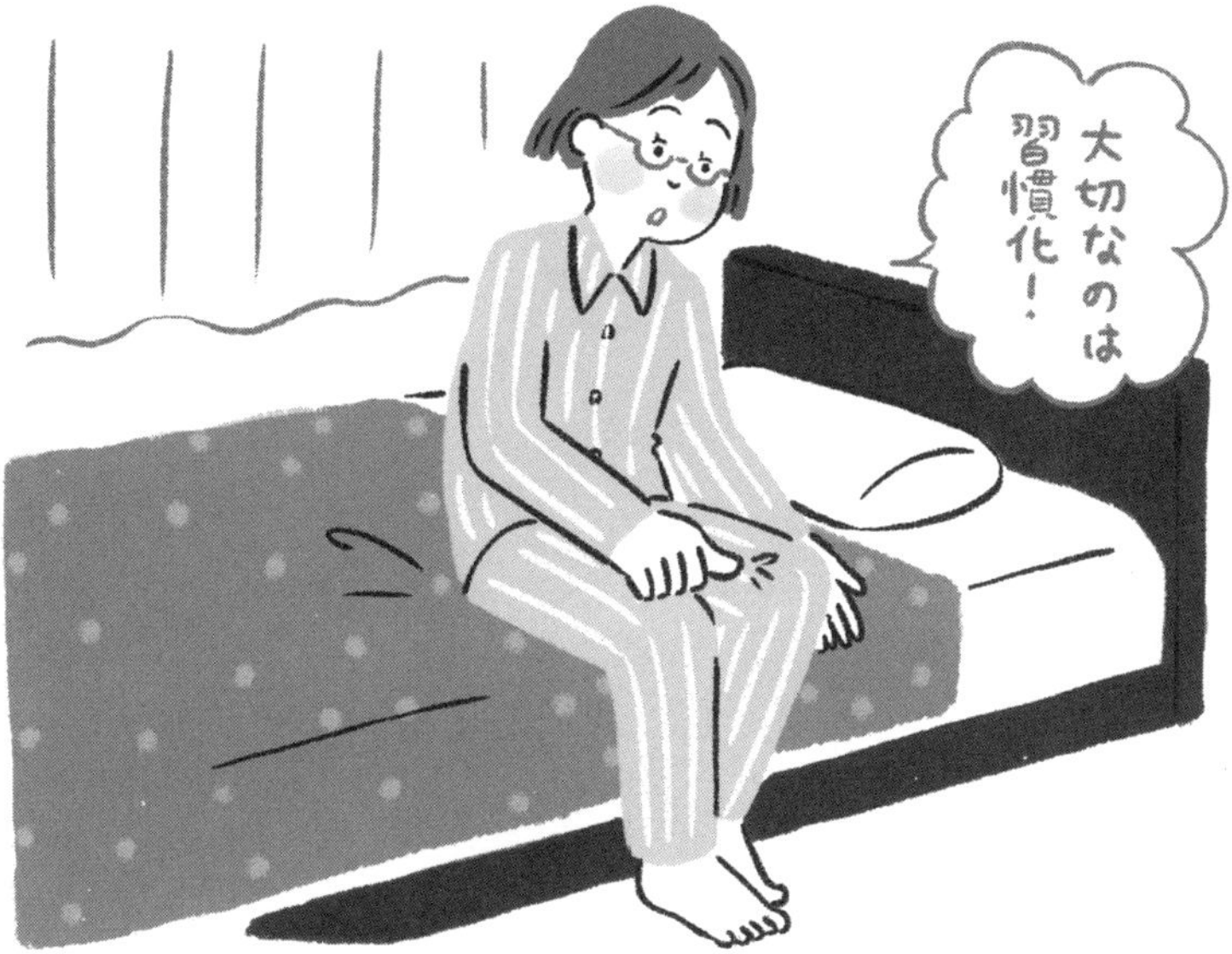

まずは2週間、続けてみる

モヤモヤ血管の押圧は、正しいやり方で行えば、「押した直後に痛みが軽くなった」という人もいますが、多くの人は、痛みがやわらいだことを3日以内に実感できるようです。

ただ、モヤモヤ血管がどの程度できているかは人によって違いますし、年齢によっても効果の出方が変わってきますので、「○日やれば、痛みがとれる」とは言えません。

だからといって、1～2回試しただけで「痛みがとれないから」とあきらめないこと。すぐに痛みが改善されなくても、２週

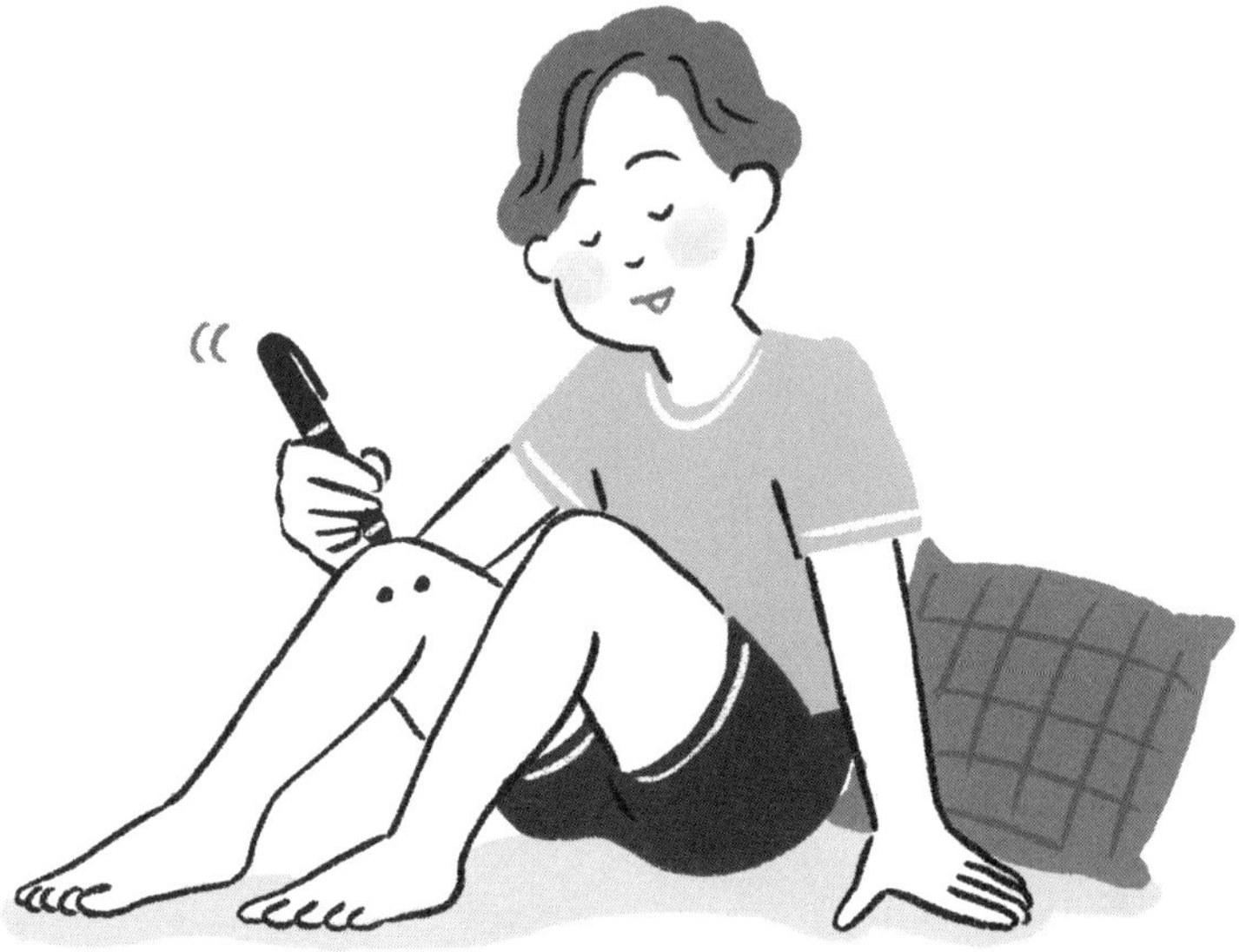

間は毎日、続けてみてください。
痛点押しをしても、なかなか痛みがとれないという場合、原因として次のことが考えられます。

①押すポイントが間違っている

間違ったポイントを押していないかどうか、確認してみましょう。続けるうちに曖《あい》昧《まい》になってしまったり、知らず知らずのうちに正しいポイントからずれてしまったりすることがあります。

毎回、きちんと確認するのが面倒な人は、皮膚の上に、マジックペンなどで薄くマークをつけておいてもいいかもしれません。

②しっかり押せていない

押す力が弱すぎると、なかなか効きません。「親指の爪が白くなるくらい」の強さが基本です。

ただ、モヤモヤ血管は脂肪組織や腱の付着部など、体の奥深くにできてしまうこともあります。そういう場合は、いくら正しく押圧していても、力が伝わりにくいようです。

しばらく試してみても、痛みにまったく変化が起きない場合は、押す強さを少しずつ強めてみましょう。

うまく圧がかけられない場合は、前述のように道具の力を借りるのがいいと思います。ただし、グリグリと強い力をかけるのは禁物です。

もんだり、さすったりすると、どうなる？

マッサージではモヤモヤ血管は減らない

モヤモヤ血管ができている場所をもんだり、さすったりすると、血流が増えて痛みが強くなる場合があります。

特に、お風呂に入っているときは血行がよくなっているので、痛みのある部分をもみほぐしたりするのは避けましょう。

「マッサージをすると疲労物質が減る」と信じられていますが、科学的な研究によって、この論は否定されています。もっとも、マッサージといってもやり方はさまざまなので、あくまでもこの研究で行われたマッサージの仕方では「疲労物質の減少は認められなかった」ということなのですが。

長引くひざの痛みの場合、原因の多くはモヤモヤ血管です。残念ながら、マッサー

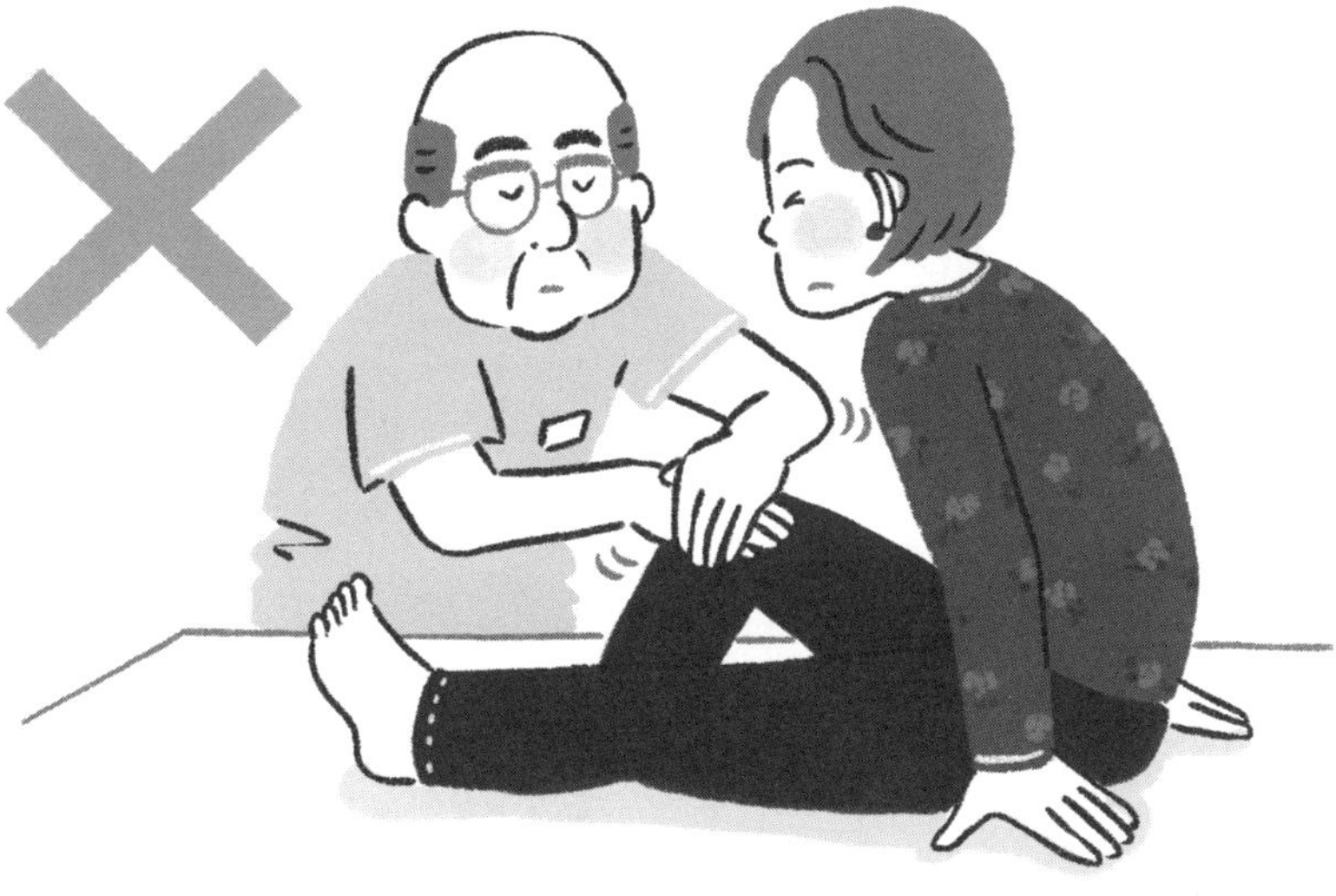

ジではモヤモヤ血管を減らすことはできません。マッサージ店や整体院に行く場合は、先生や施術スタッフにお願いして、痛みのある場所への直接の施術は避けてもらうようにしてください。

「オフセット鎮痛」にだまされるな

マッサージをすると、確かに、一時的に痛みはやわらぎます。「オフセット鎮痛」という現象が起こるためです。

「オフセット鎮痛」とは、マッサージなどによって、ふだん痛みのある部分の周辺にいつもと違った少し強い刺激が加わると、脳の働きによって、一時的に痛みを感じない、あるいは痛みが弱まったように感じられることです。

これはつまり、「別の刺激に気をとられている間は、いつもの痛みを感じない」という状態です。痛みが根本的に解消したわけではないので、翌日には痛みがぶり返したり、悪化したりすることもあります。いわゆる、「もみ返し」と呼ばれる現象です。

もちろん、マッサージの効果をすべて否定しているわけではありません。痛みのない部分は、凝って固まっている周辺の筋肉をやわらげるのはよいことで、これらが痛みの間接的な原因となっている場合は、痛みの改善にもつながると思われます。

しかし、モヤモヤ血管ができているのが原因で痛みが生じている場合は、マッサージは逆効果です。長引くひざ痛を抱えている人に、「痛みだしたきっかけは?」と尋ねると、「そういえば……痛みをやわらげようとお風呂の中でひざをもんでいたら、次の日から痛くなった」という人が、けっこう多いのです。

無意識に、痛みのある場所をもんだりさすったりするクセがある人も少なくないのではないでしょうか。実はそれが、痛みを長引かせている原因かもしれません。一度、意識して、そのクセをやめてみることをおすすめします。

第3章

ひざの痛みを消す「考え方」と「暮らし方」

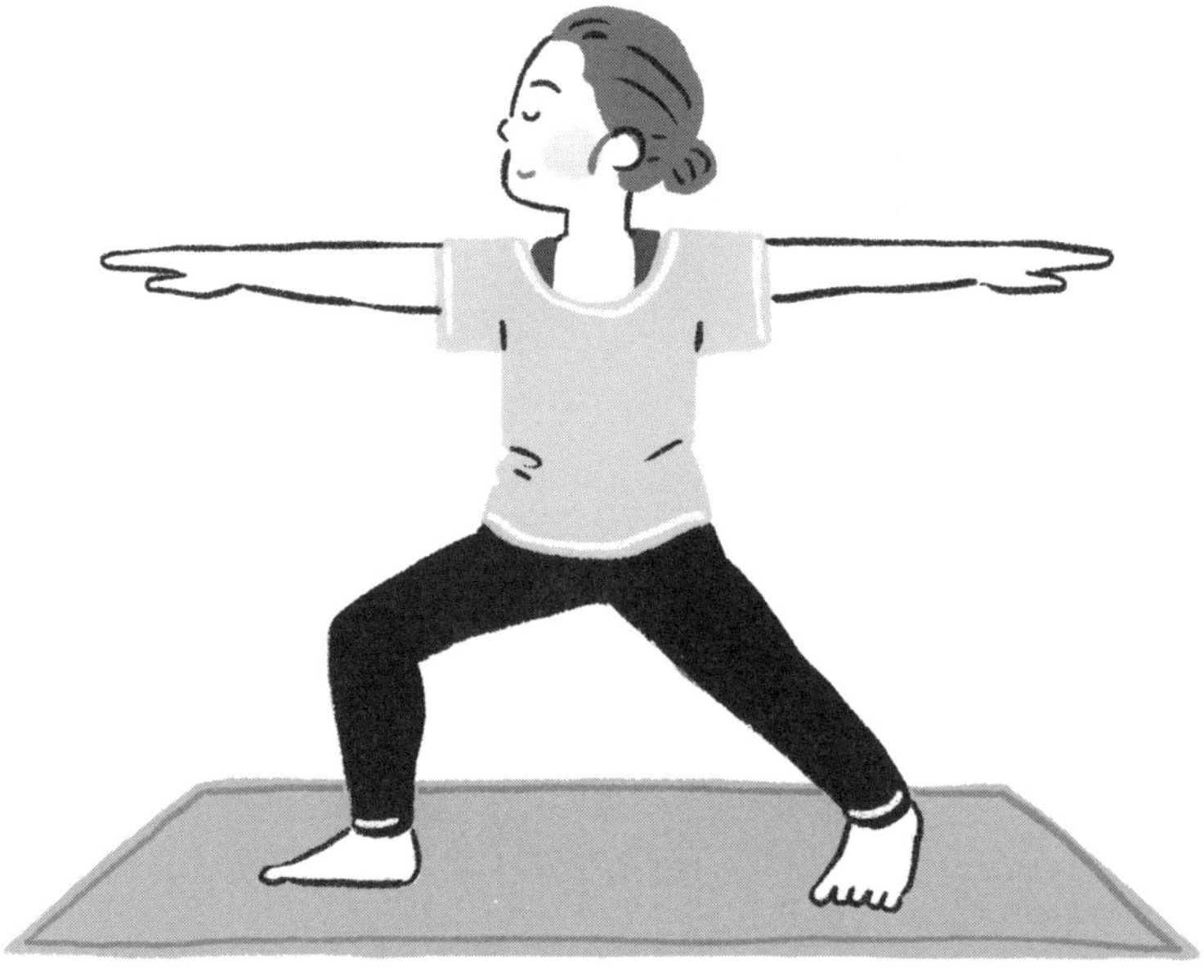

日々の心がけが重要

年齢のせいにしない

「生活習慣病」という名前があるように、日々の暮らし方や考え方は、健康を大きく左右します。

ひざ痛に関しても、ふだんからモヤモヤ血管を作らないような生活を心がけることが大切です。ここでは、心のもち方、考え方についてお話しします。

「もう歳だから、ひざの痛みは治らない」と思っている人がけっこういますが、まずはその考えを捨ててください。

実際、病院に行くと「ひざが痛むのは年齢のせいだから、治らなくてもしょうがない」と言われることがよくあり、その暗示にかかってしまっているのでしょう。

確かに、40歳を過ぎるとモヤモヤ血管ができやすくなります。しかし、50代に入る頃には、その数は横ばいか、減少する傾向にあります。つまり、年齢とともに進行するわけではないのです。

痛みを感じ始めたときに、モヤモヤ血管をターゲットにして適切な治療を受ければ、確実に治ります。これは、自信をもって言えることです。

ですから、「歳だから」とあきらめず、自分のひざの痛みは治ると信じて、長引く痛みの解消に取り組んでいきましょう。

痛みが改善したあとのことを考える

クリニックを訪ねてこられる人は「とにかく、痛みをとってほしい」と口を揃えます。私たち医療者は、そうした患者さんの声に応え、１日でも早く痛みから解放されるよう、全力を尽くします。

しかし、実は一番重要なのは、「なぜ痛みを改善させたいのか」「痛みが改善したら、何をしたいのか」という目標を、患者さん自身がもつことなのです。

痛みが長引くと、「痛みをなくす」ことだけが人生の目標になってしまう人がいますが、そうするとますます、痛みが長引きます。

国際疼痛学会で、痛みを「不快な感覚および情動体験」と定義しているように、痛みは不快な感情にダイレクトに結びつきます。

不快なものというのはおもしろいもので、その存在を嫌がれば嫌がるほど、ついてまわります。

たとえば、苦手な上司がいるとしましょう。その上司のことを「いやだな、いなくなってほしい」と思うと、その人の声や息遣いまで許せなくなってしまいます。というように、不快な感情を避けようとすると、みずからその罠にはまってしまうのです。

罠にはまらないようにするには、痛みを受容すること。「嫌だな」とばかり思わず、「今日はズキズキするな」「これはチクチクするな」というように、痛みを否定せず、そのまま感じるようにしてみてください。「痛みを味わう」というのでしょうか。

そんなふうに痛みを捉え始めると、痛みの強度が減っていきます。痛みが改善したあとのことも考えられるようになるのではないでしょうか。

モヤモヤ血管を作らない姿勢

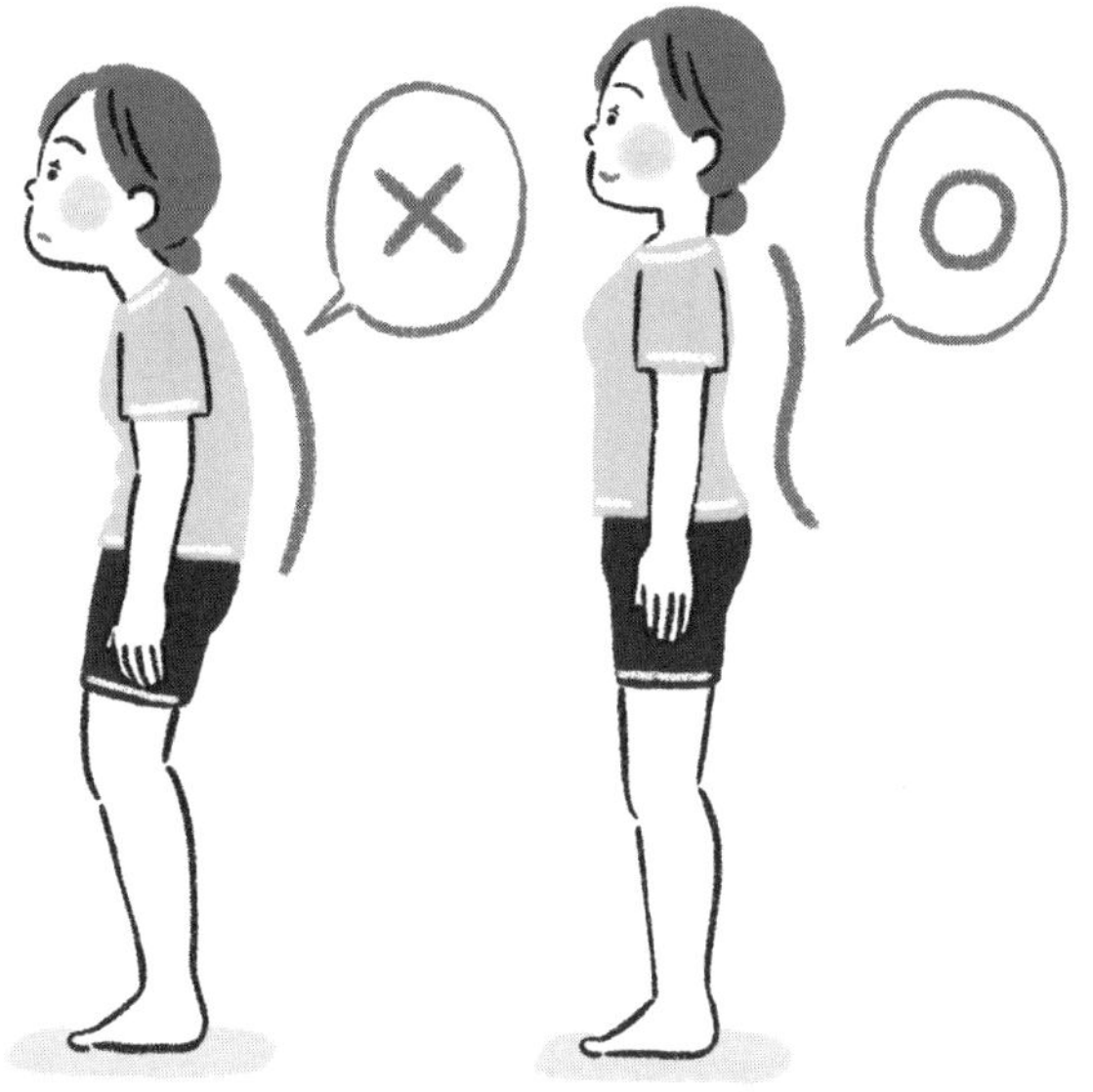

「正しい姿勢」を知る

モヤモヤ血管を作る要因はいろいろありますが、生活習慣もそのひとつ。自分で意識して生活習慣を改めれば、モヤモヤ血管の増加を防ぐことができます。

生活習慣改善の第一歩は、「正しい姿勢」です。

関節への繰り返しの刺激や負担がモヤモヤ血管を作るわけですが、その原因として悪い姿勢、つまり「モヤモヤ血管ができや

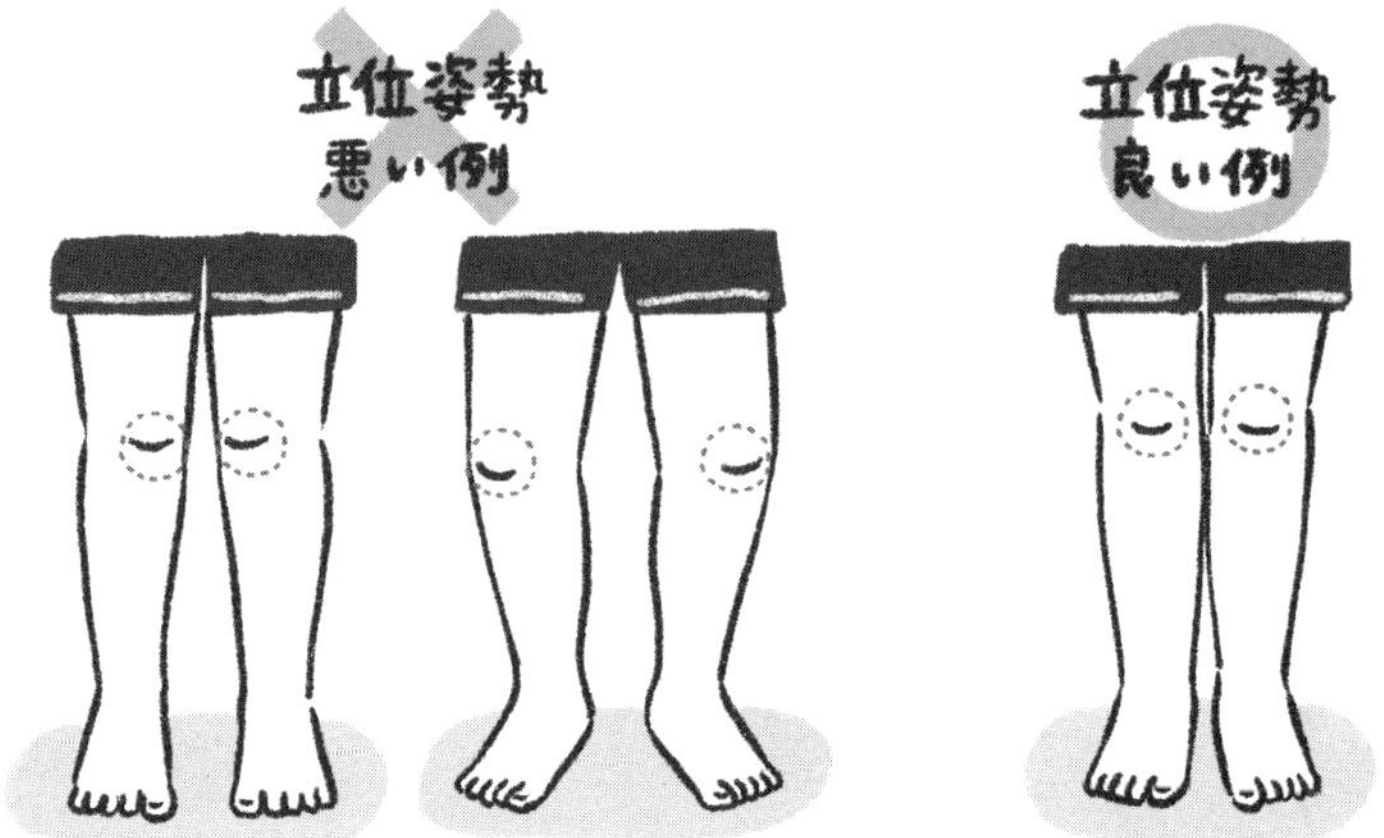

すい姿勢」が挙げられます。

まずは姿勢の基本、「立位（立つ）姿勢」です。正しい立位姿勢は、骨盤の上にしっかり上半身が乗り、背骨がS字カーブを描いています。腹筋を意識し、背すじを伸ばしましょう。

運動不足や加齢によって筋力が落ちたり、若くても腰を落として立っている人がいたりしますが、そうすると骨盤が後ろに倒れ、頭が前に出て猫背になります。すると体の重心がずれてバランスが崩れるので、バランスをとろうとします。そのとき、ひざに負担がかかってしまうのです。

ひざにフォーカスすると、ひざのお皿とつま先の向きが同じ方向を向いていること。大腿部（ひざから上）と下腿部（ひざから下）が、ほぼまっすぐになるように立つのが正しい姿勢です。

正しい姿勢は、ひざ痛だけでなく、肩や首、腰の痛みや凝りを改善し、モヤモヤ血管ができるのを防ぎます。

「正しい足の運び方」を知る

ひざに痛みが出やすいのは、「正しい使い方をしないで負担をかけてしまう」ことだと前に述べました。肩やひじは、さほど重力がかからないので、多少おかしな使い方をしても、それほど痛みの原因にはなりません。

ところが、ひざは座ったり立ったり、歩いたり走ったり、階段の上り下りをするときなどに足の運び方が悪いと、ひざをひねったりねじったりして、すぐにモヤモヤ血管ができてしまいます。

歩く、走る、階段の上り下りなど、足を出すときの正しい足の運び方の基本は、ひざのお皿とつま先の向きが同じ方向を向いていること。これは、正しい立位姿勢と同じです。

そして、足を一歩前に出した位置で、下肢全体（股関節、ひざ関節、足関節）が体の重心のバランスをとれている状態が、正しい足の運び方です。

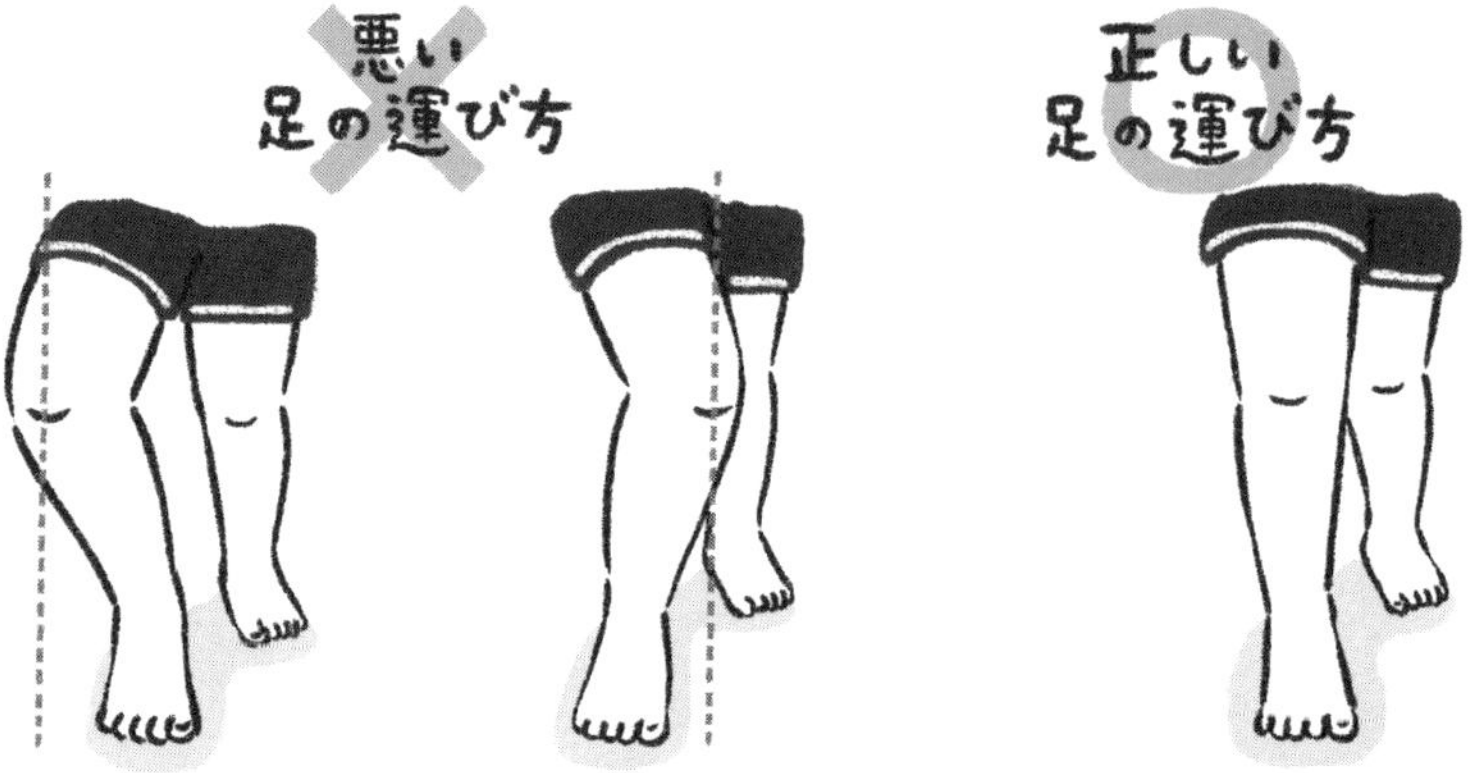

ひざが足首よりも内側に入ってしまうと、体の重心よりもひざが内側にあるため、ひざの外側に大きな負担がかかります。

逆に、ひざが足首よりも外側に出ると、体の重心よりひざが外側にあるために、ひざの内側に大きな負担がかかることになります。

立位姿勢にしても足の運び方にしても、長年にわたって悪いクセがついていると、修正するのに少し時間がかかるかもしれません。

でも、自分で意識をすれば、必ず修正できます。

「意識すること」が大切です。

有酸素運動の重要性

炎症が起きにくい体に

「有酸素運動が健康維持に役に立つ」とは、よく言われることですが、長引く痛みを改善するのにも大いに役立ちます。有酸素運動には、モヤモヤ血管を減らす効果があるのです。

台湾国立衛生研究所のウェン氏らは、8年をかけて42万人を対象に追跡し、その人たちがどのような病気になったか、いつ亡くなったかを調査しました。その結果、1日15分の運動をした人たちは、運動をしていない人たちに比べて死亡リスクが14%も下がり、平均寿命が3年延びることが明らかになったのです。

このことからも、健康を維持するのに運動が効果的だということがわかります。

新型コロナウイルス感染症拡大の影響で、多くの人が運動不足の状況にあるのでは

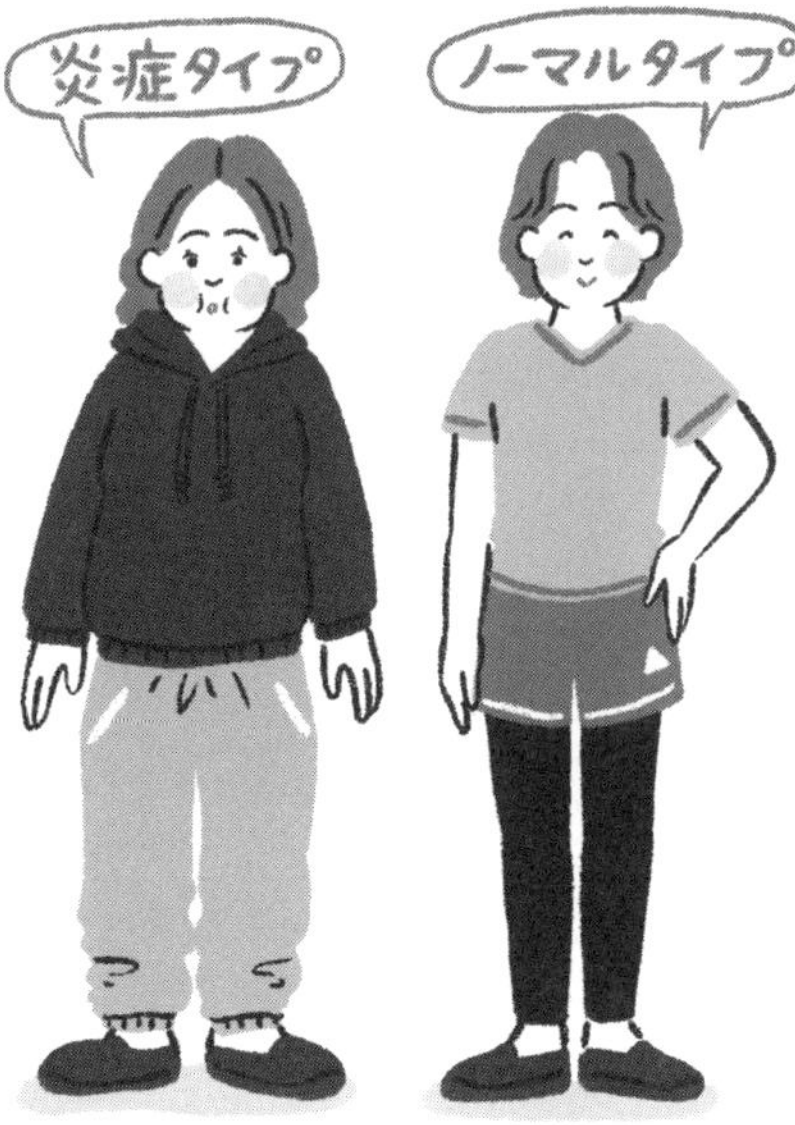

ないでしょうか。

私たちの体は、動かずにじっとしていると、なぜか炎症が起こりやすくなります。逆に、体を動かすと、炎症を抑える物質が出ることが知られています。

運動不足の状態が続くと、体の中の脂肪組織が「炎症タイプ」に変化します。炎症タイプに変化すると、モヤモヤ血管ができやすくなってしまいます。

しかし、軽い運動、特に有酸素運動を続けることによって、脂肪組織は「炎症タイプ」から「ノーマルタイプ」に変わります。それによって全身の組織の軽微な炎症が治まり、モヤモヤ血管が減るのです。

軽い運動を毎日続ける

ひざに長引く痛みを抱えていて体を動かすのがつらい人、また、今はひざに痛みがなくても運動不足に陥っている人は、痛くない範囲で、無理なくできる運動を1日15分程度、してみましょう。

大切なのは、運動を習慣化して継続すること。週末だけジョギングをしたりジムに行ったりするよりも、15分程度でも週に4～5日、体を動かすほうが効果的です。

散歩やジョギングなどが代表的ですが、ひざに痛みのある人には、ひざに負担がかかりにくい水泳や、自転車がおすすめです。体操やヨガ、太極拳などもよいでしょう。

体によいといわれる運動でも、いやいや行うのでは、あまり効果が上がりません。ストレスもたまります。

また、一生懸命になりすぎるのも禁物。たまに、まるで「修行」のように運動に励んでいる人を見かけますが、やりすぎは体によくありません。

ひざのためにと思ってやっていたのに、かえってひざの痛みを悪化させてしまったら、元も子もありません。つらくない範囲で、「楽しみながら」行うことが大切です。

現代の高カロリー食を見直す

肥満体型の人は痛みが起こりやすい

病院でひざ痛を訴えると、医師から「まずは、体重を落としましょう」と言われることが多いのではないでしょうか。

太っていると体が重くなるので、確かにひざに負担がかかります。歩く、走るといった動作をするときはもちろん、ただ立っているだけでも、重力の影響を受けて、ひざに負担がかかるのです。

しかし、そうした物理的な負担だけがひざに悪さをしているわけではありません。

東京医科歯科大学の研究者らが２０１２年に発表した論文によれば、肥満体型の人は、重力の影響を受けない手の関節にも痛みや変形が増えることが、研究の結果から明らかになったといいます。

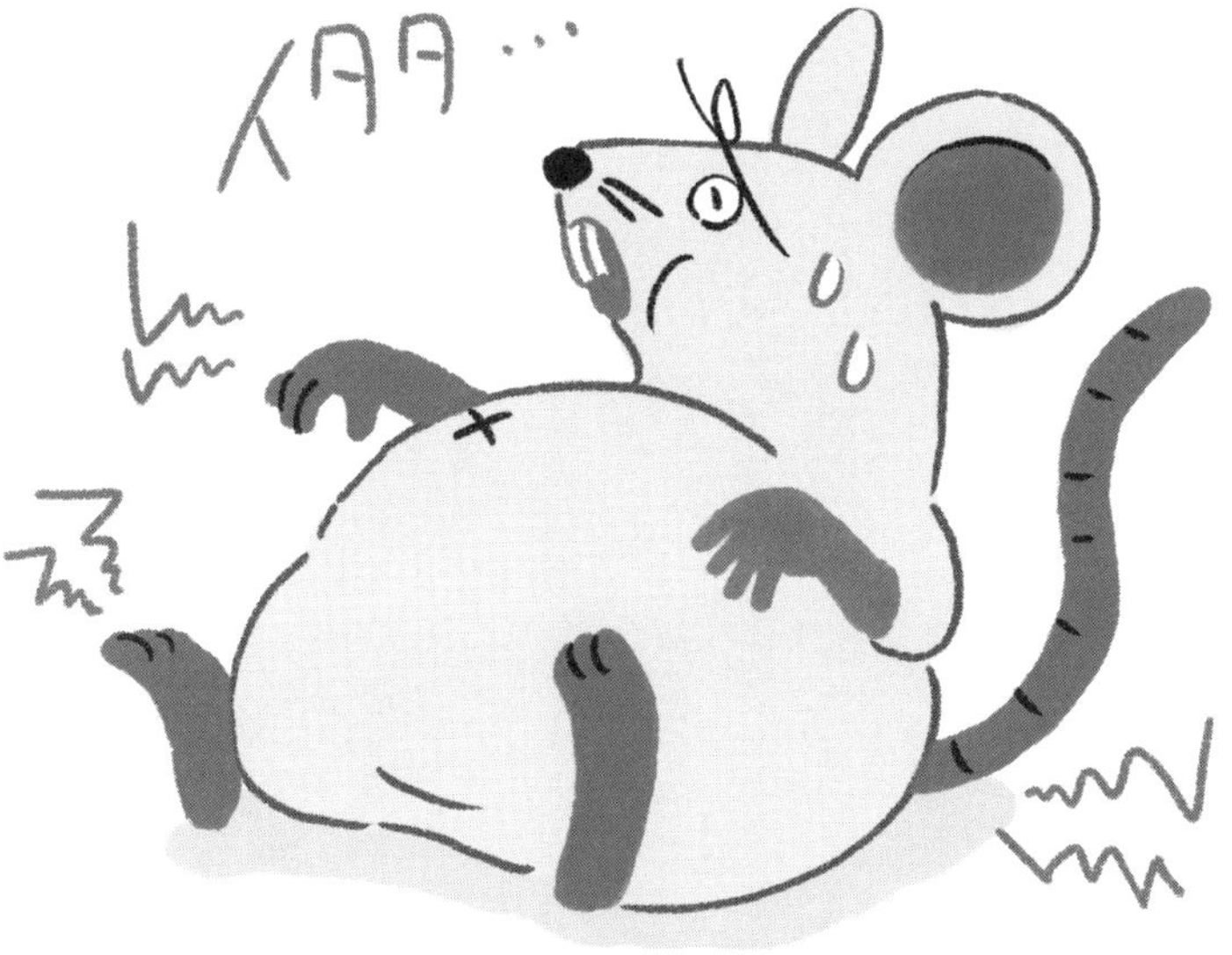

従来は「体重が重いとひざを傷める」と考えられていましたが、肥満体型の人はひざだけでなく手にも痛みがでやすい。それには「食事内容が影響している」との仮説を立て、マウスを使った実験を試みました。

すると、高カロリー食を与えられたマウスたちは、比較的早い時期に関節が痛くなり始めました。関節を見ると、滑膜や脂肪組織に血管が増えている。滑膜や脂肪組織が「炎症タイプ」に変化したのです。

増えたモヤモヤ血管は、さらに炎症を引き起こして痛みを強め、もっと進行すると関節の変形が始まってしまう。ひざの場合、こうした経緯で変形性膝関節症になることが少なくありません。

糖質と脂質の摂りすぎに注意

肥満体型の原因となるのは、運動不足に加え、高いカロリー食や高脂肪食でしょう。したがって、モヤモヤ血管を減らすためには、運動をするだけでなく、食生活を改善する必要があります。

基本的に、現代人はカロリーの摂りすぎです。昔の人は、日常的に体を動かすことが多かったので、摂取したぶんのカロリーを消費することができましたが、今は生活が便利になったため、カロリー消費が少なくて済んでしまいます。

ですから、本来なら摂取カロリーは抑えるべきなのですが、今は飽食の時代となり、ほとんどの人が食べすぎの状態です。食事の内容も欧米化し、脂肪分の多い、ハイカロリーのものを好んで食べるようになりました。

食事の内容を見直してカロリーの摂りすぎをやめ、体質を「炎症タイプ」から「ノーマルタイプ」に変えましょう。

カロリーを抑えるには、糖質（炭水化物）や脂質を減らすことが有効です。

糖尿病とモヤモヤ血管の関係

糖尿病は「血管を増やす」病気

糖尿病は、予備軍を含めると日本人の５人に１人が罹患《りかん》しているとの報告もあり、今や「国民病」とも言われます。糖尿病の大きな原因は、運動不足に高カロリー＆高脂肪の食生活にあるでしょう。

糖尿病になると、さまざまな臓器にトラブルが生じます。糖尿病によって起こる、視力が落ちる、腎臓機能が低下する、神経が障害されるといった症状の根本に共通しているのは、「小さな血管の異常」です。医学的には、「細小血管障害」と表現されます。

たとえば、視力が落ち、失明にも至る「糖尿病性網膜症」は、目の網膜に「異常な細小血管」が増える病気です。まったく役に立たない異常な血管が無秩序に増え、これが網膜の機能を奪ってしまうのです。

この「細小血管障害」とは、他ならぬ、モヤモヤ血管ができるということ。モヤモヤ血管が網膜にできれば「糖尿病性網膜症」、腎臓にできれば「糖尿病性腎症」、神経の周りにできれば「糖尿病性神経障害」です。

「隠れ高血糖」にも注意

糖尿病は、目や腎臓、神経に限らず、体の至るところに血管を作ります。関節も例外ではありません。

糖尿病の人は、関節にも血管ができやすいのです。肩関節を例にとると、糖尿病患者の10~20%が「肩関節周囲炎」になるとされています。これは、糖尿病にかかっていない人よりもはるかに多い数字です。糖尿病が、肩関節にモヤモヤ血管を作るからです。

ひざも例外ではなく、糖尿病がひざ関節にモヤモヤ血管を増やし、炎症を引き起こすと考えていいでしょう。

糖尿病を患っている人は、糖尿病の治療をきちんと受けてください。それが、ひざの長引く痛みを防ぐことにつながります。

もっとも、ひざ関節にモヤモヤ血管があったとしても、必ずしも糖尿病になるとは限りません。「糖尿病の疑いあり」と言われたことがない人は、過度に心配する必要はないでしょう。

ただし、「隠れ高血糖」には注意が必要です。健康診断で「血糖値に異常なし」という結果が出ても、実は高血糖の可能性があります。

健康診断で調べるのは空腹時の血糖値ですが、注意が必要なのは食後の血糖値です。食後に血糖値が異常に高くなる状態を「食後高血糖」と言い、さまざまな不調を引き起こす原因になると考えられています。

ちなみに、食後高血糖は「隠れ高血圧」とも言われます。食後に血糖値が急上昇し、その後また下がるという乱高下の状態、いわゆる「血糖値スパイク」が起こります。このときもまた、モヤモヤ血管ができやすいのです。

高血糖を防ぐには、糖質を摂りすぎないことが肝心。ひざ痛の予防と改善、そして全身の健康のためにも食事に気をつけ、血糖コントロールに努めましょう。

ひざの痛みに有効な体操

ストレッチでモヤモヤ血管が消える

私たちの体には、ある程度の力学的ストレスが加わることで、血管を減らすような物質を分泌する性質があります。逆にまったく力が加わらなければ、血管は増えてしまいます。痛みがあると、「動かさないほうがいいのでは?」と思いがちですが、安静にしていると、かえってよけいな血管を増やし、痛みを長引かせてしまいます。

ただし、無理は禁物です。強い力をかけすぎたり、ひざに衝撃を与えるようなことをしたりしては、かえって関節を傷め、モヤモヤ血管をさらに増やしてしまいます。

おすすめなのは、ひざやひざ周りの筋肉を無理なくほぐす、ストレッチです。

ドイツのブッフェという解剖学者は「腱」の細胞を採取して増やし、特殊な装置で引っ張って、細胞にストレスを加える実験をしました。そうすることで、細胞の中のどんな物質や遺伝子が活性化されるかを調べたところ、血管の増殖を抑える物質のひとつである「エンドスタチン」が豊富に分泌されることがわかったのです。

また、スウェーデンの放射線科医であるオーバーグ医師のグループは、ストレッチ中の血管内の血液の流れを調べました。すると、ストレッチをしている瞬間は、モヤモヤ血管への血流が途絶えていることがわかりました。さらに、ストレッチによってアキレス腱炎が改善した人たちは、モヤモヤ血管が減っていることも明らかになったのです。

このように、「ストレッチによって、腱が伸ばされるとモヤモヤ血管が作られにくくなる」という科学的根拠が、すでにいくつも報告されています。

ひざ以外の場所へのケアも必要

ひざ痛改善には、ひざに隣接する部位のケアも重要です。

ひざのトラブルと密接に関係しているのが、股関節。股関節が硬いと、ひざが内側にねじれ、ひざ痛の原因となるのです。足首の関節も重要です。足首が硬くて回旋しにくくなると、立ったり歩いたりするたびに、ひざによけいな負担がかかってしまう

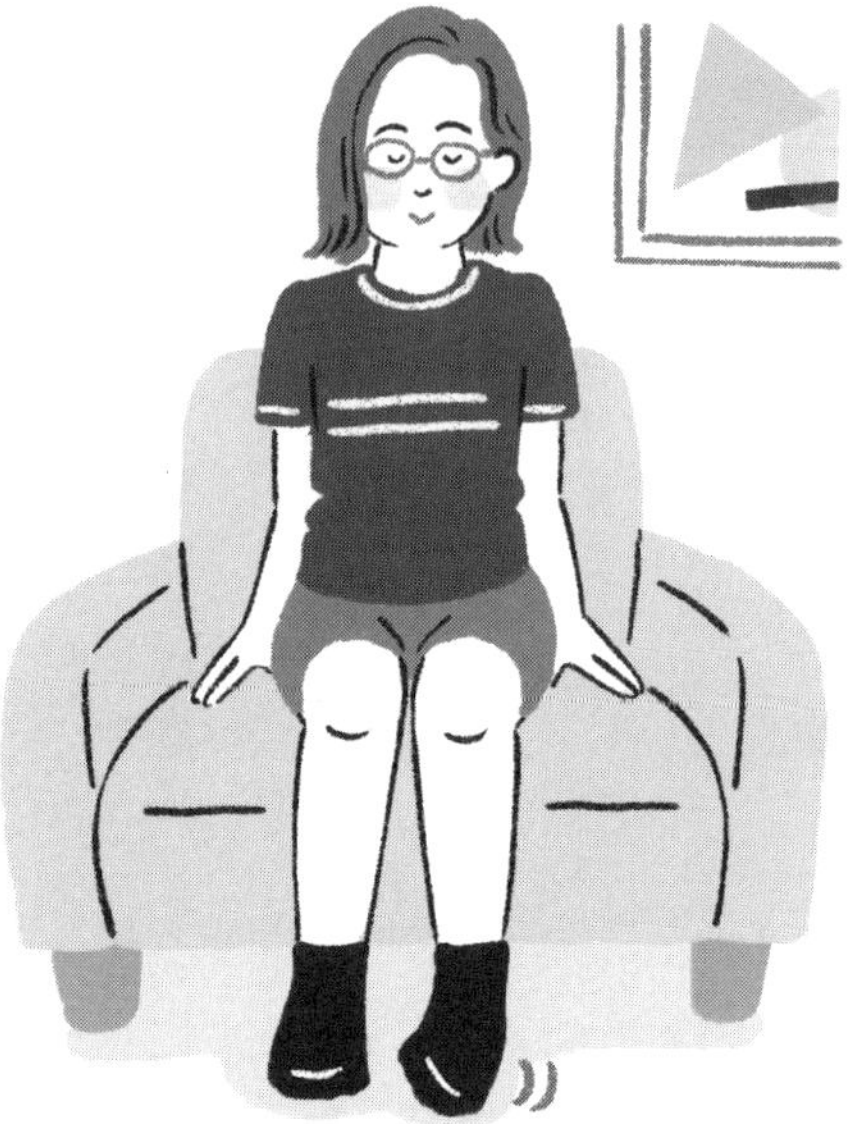

のです。

ストレッチや体操で股関節の動きをよくすると、ひざのねじれを防ぐことができ、痛みの予防と改善に役立ちます。

同様に、足首をやわらかく保つことも大切。足首の関節が硬くなっている人は、思いのほか多いものです。足首が硬いと、階段の上り下りや、歩いていて方向転換をするときなどに、ひざに負担がかかってしまうのです。太ももや足裏も柔軟にしておきましょう。

私のクリニックでは、理学療法士と相談しながら考案した体操を患者さんにおすすめしています。その中から特に「長引くひざの痛み」に効果的なものをご紹介します。

ひざ周りをゆるめるマッサージ

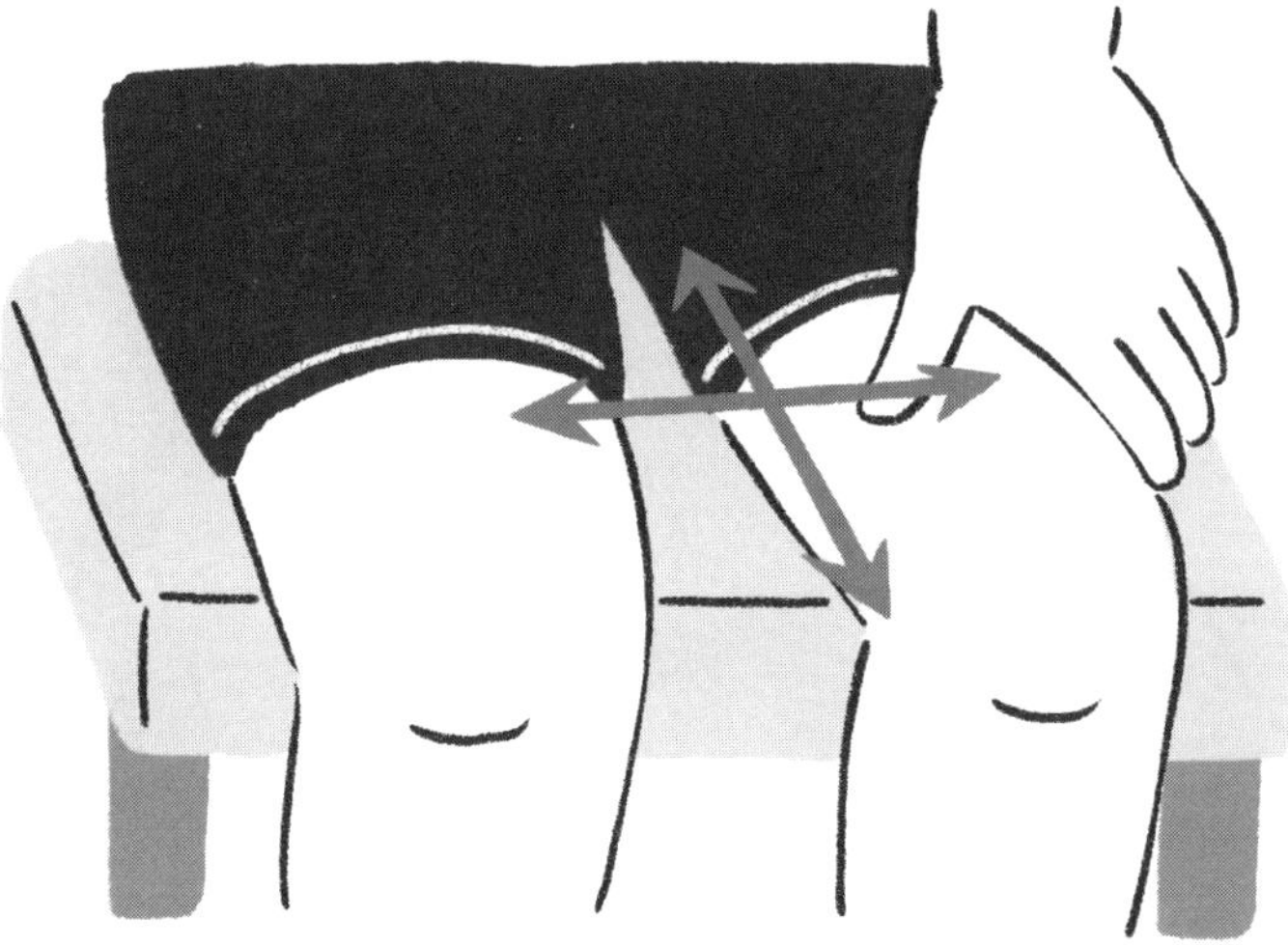

硬くなった太ももの筋肉（特に前側の筋肉）をほぐし、ひざの負担を軽くします。家事や仕事の合間など、ちょっとした時間を使って行ってください。ただし、太ももに痛みのある人は行わないように。

1　イスやソファなどにラクに腰かけ、足の力を抜く
2　右足なら右手、左足なら左手で、太ももの前側の筋肉を軽くつかむ
3　筋肉を動かすように、左右前後に軽く揺らす。手に力を入れすぎないよう、注意
※ここまでを左右30秒ずつ行う

足首のストレッチ①

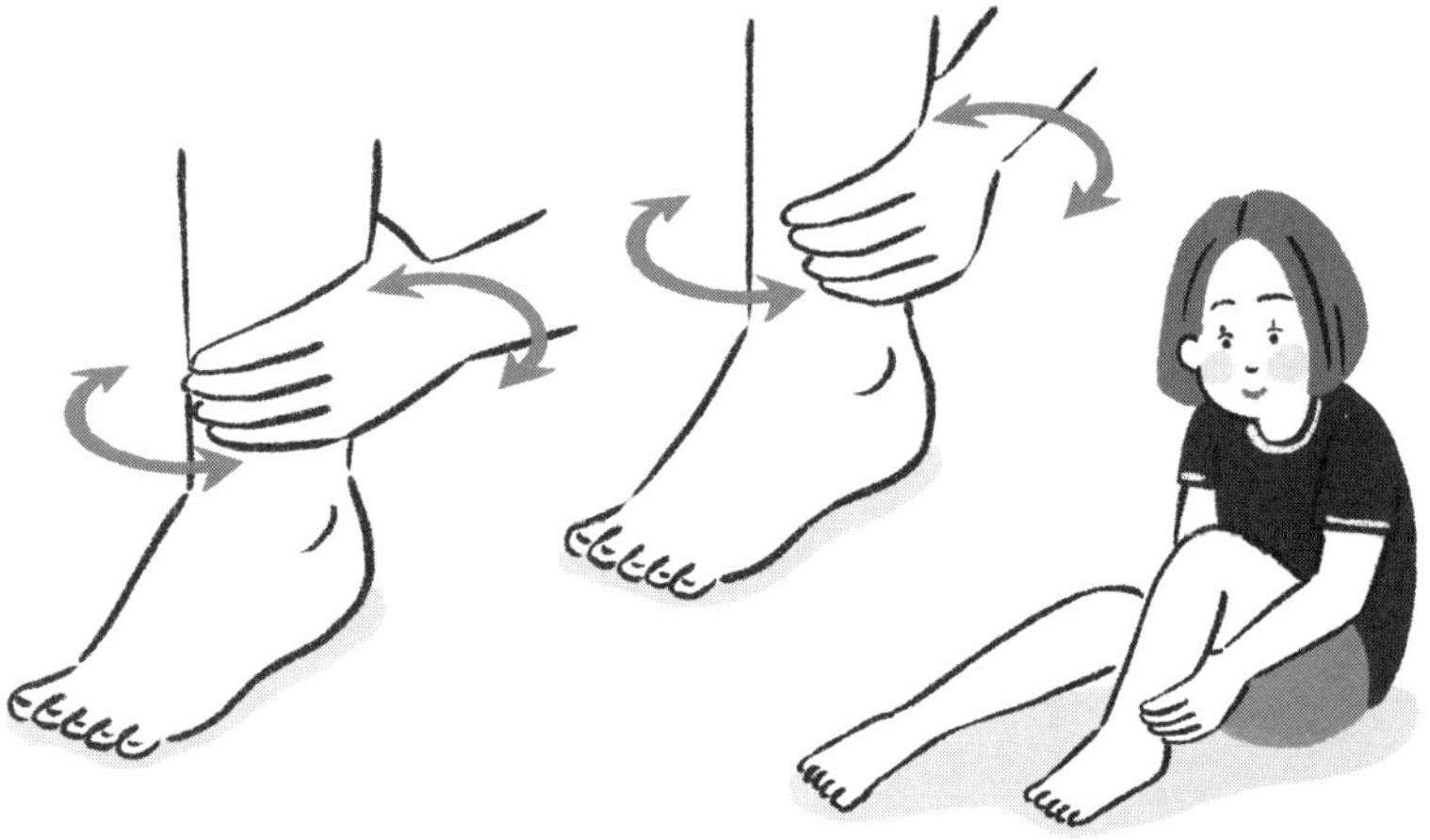

硬くなった足首の関節をほぐし、やわらかくするストレッチ。足指をつかんで足首の関節をぐるぐる回すよりも、少ない力で上手に足首の軟部組織をほぐすことができます。ただし、足首に痛みがある人は行わないでください。

1 ラクに足首にさわれるよう、畳やソファなどにラクな姿勢で座る

2 くるぶしの少し上を片手でつかみ、ねじるように左右にやさしく動かす。このとき、関節を動かすのではなく、つかんだ皮膚をゆするだけでＯＫ

3 途中でつかむ場所を左右に変えながら、30回くらい動かす

4 反対の足も、同様に行う

※ここまでを１日に２セット行う

足首のストレッチ②

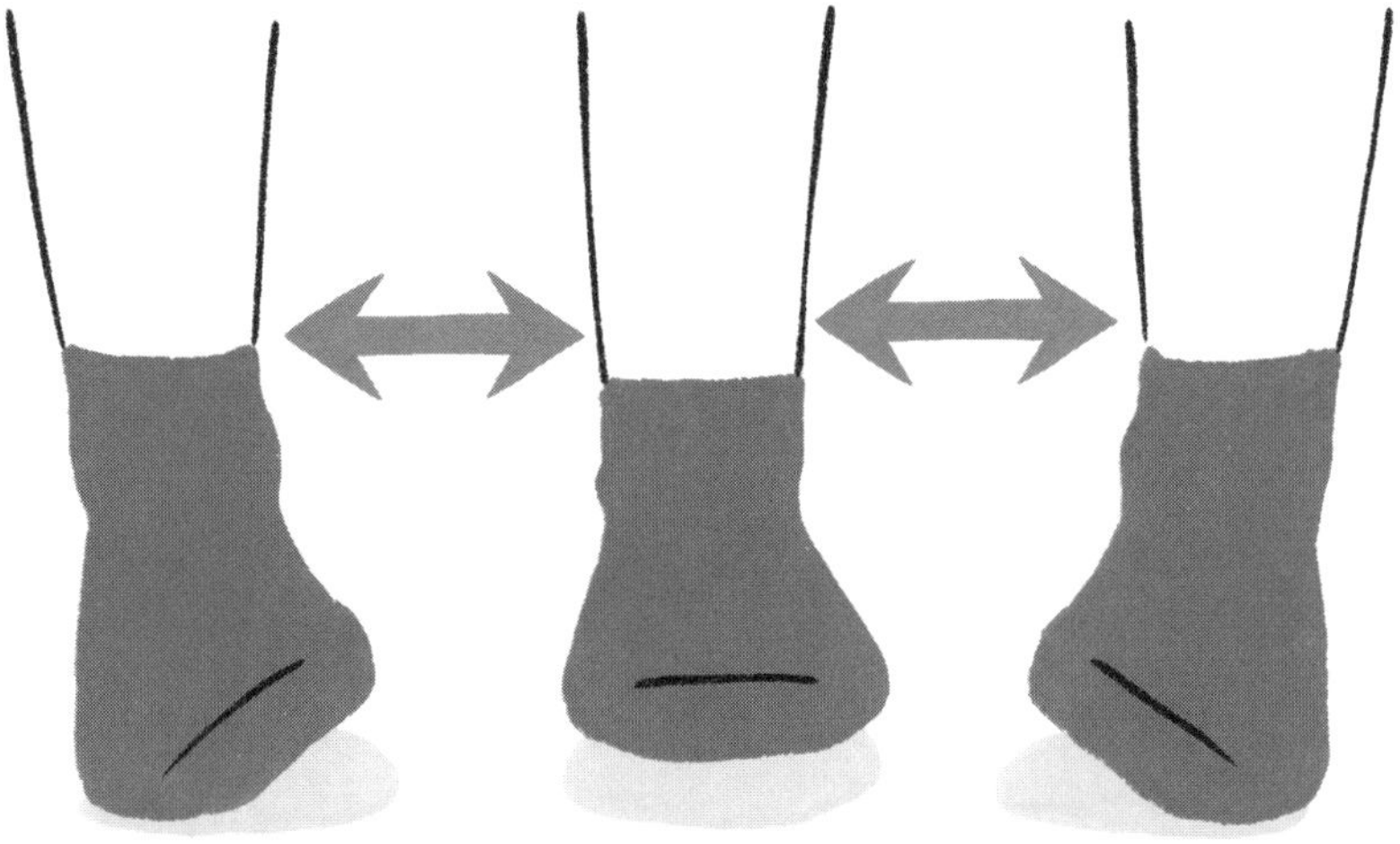

このストレッチも、足首の関節の柔軟性を高めます。つま先を左右に振るとき、かかとを動かさないようにすることがポイントです。

1　イスやソファに軽く腰かけ、両足の力を抜く
2　右足のつま先を少し浮かせ、かかとを起点にして右に動かす
3　つま先を元の位置に戻したら、かかとを起点にして左に動かす
4　左足も、同様に行う
※ここまでを、１日に左右それぞれ10回×３セット行う

足裏のマッサージ

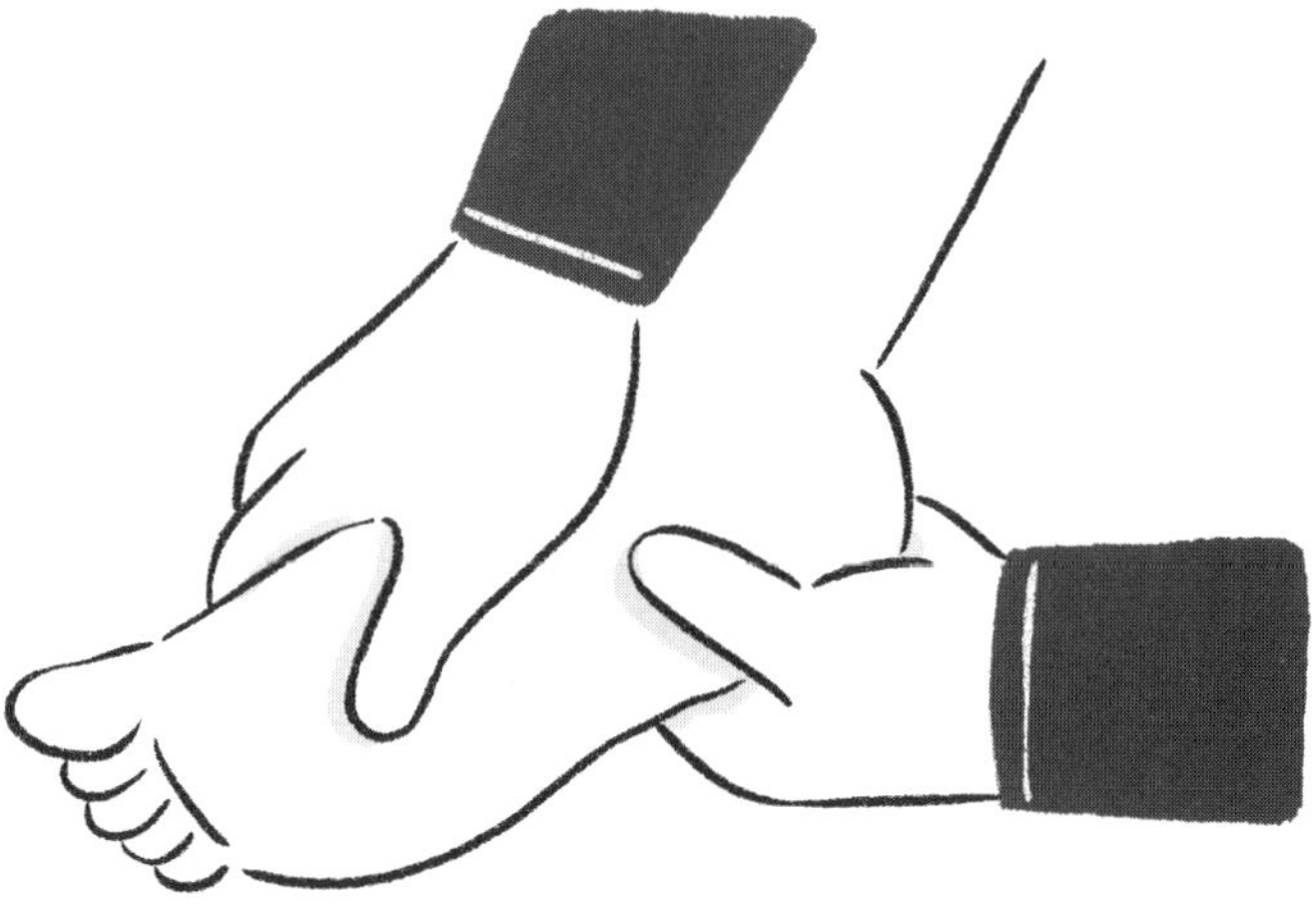

足の指の動きをよくするマッサージです。足の指の動きがよくなることで、立って動作するときに足で体のバランスがとりやすくなります。そうすると、ひざへの過剰な負担がかかりにくくなります。

1 床に、ラクな姿勢で座る
2 右手の親指で、右足の裏のツボ、湧泉《ゆうせん》（足指でグーをしたとき、足裏で一番へこむ場所）をグーッと押す。左手はかかとに添え、支える
3 左足の裏も、同様に行う
※ここまでを、１日に左右30秒ずつ行う

股関節ストレッチ

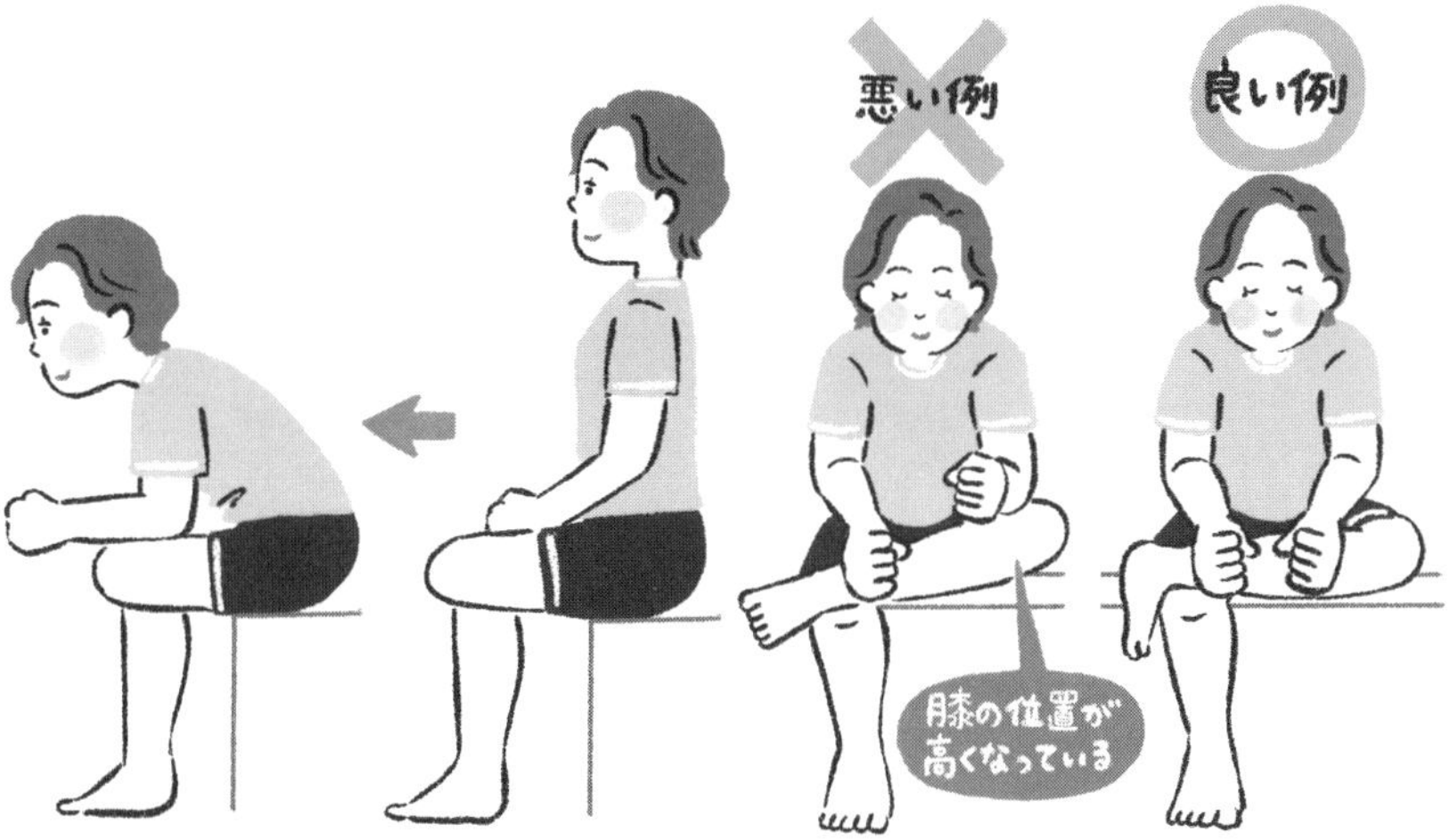

股関節の動きをよくするストレッチです。股関節の動きがよくなることで、立っているときの股関節と膝関節の位置関係が整います。そうすることで、体の重心が正常に近い位置を通るようになるため、ひざへの過剰な負担がかかりにくくなります。

1　イスに座り、片側の足首を反対側の足のひざの上に乗せる
2　すねが、できるだけ床と平行になるように、股関節を開く
3　両手をすねの上に置き、背すじを伸ばしたまま体をゆっくり前に倒す
※ここまでを、１日に左右それぞれ30秒×３セット行う

股関節エクササイズ

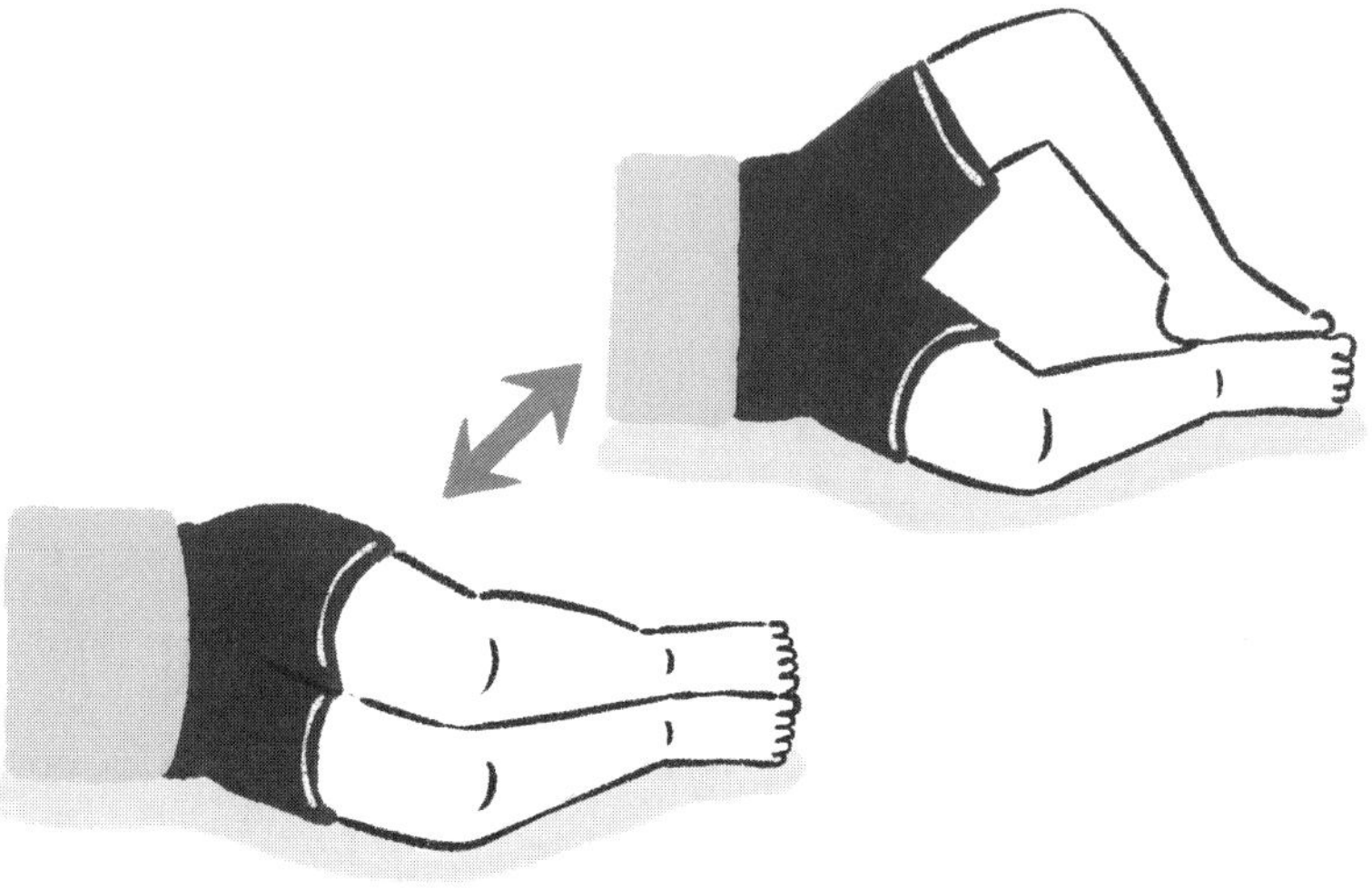

お尻の筋肉を動きやすくするエクササイズです。お尻の筋肉が動きやすくなると、立って動作するときに股関節で体のバランスがとりやすくなり、ひざへの過剰な負担がかかりにくくなります。

1　横向きに寝る
2　両足首をつけたまま、上側の足のひざをゆっくり開く
3　開いたひざを、ゆっくり閉じる
4　**1**と向きを変えて横になり、**2**～**3**を行う
※ここまでを、1日に10回×3セット行う

骨盤エクササイズ

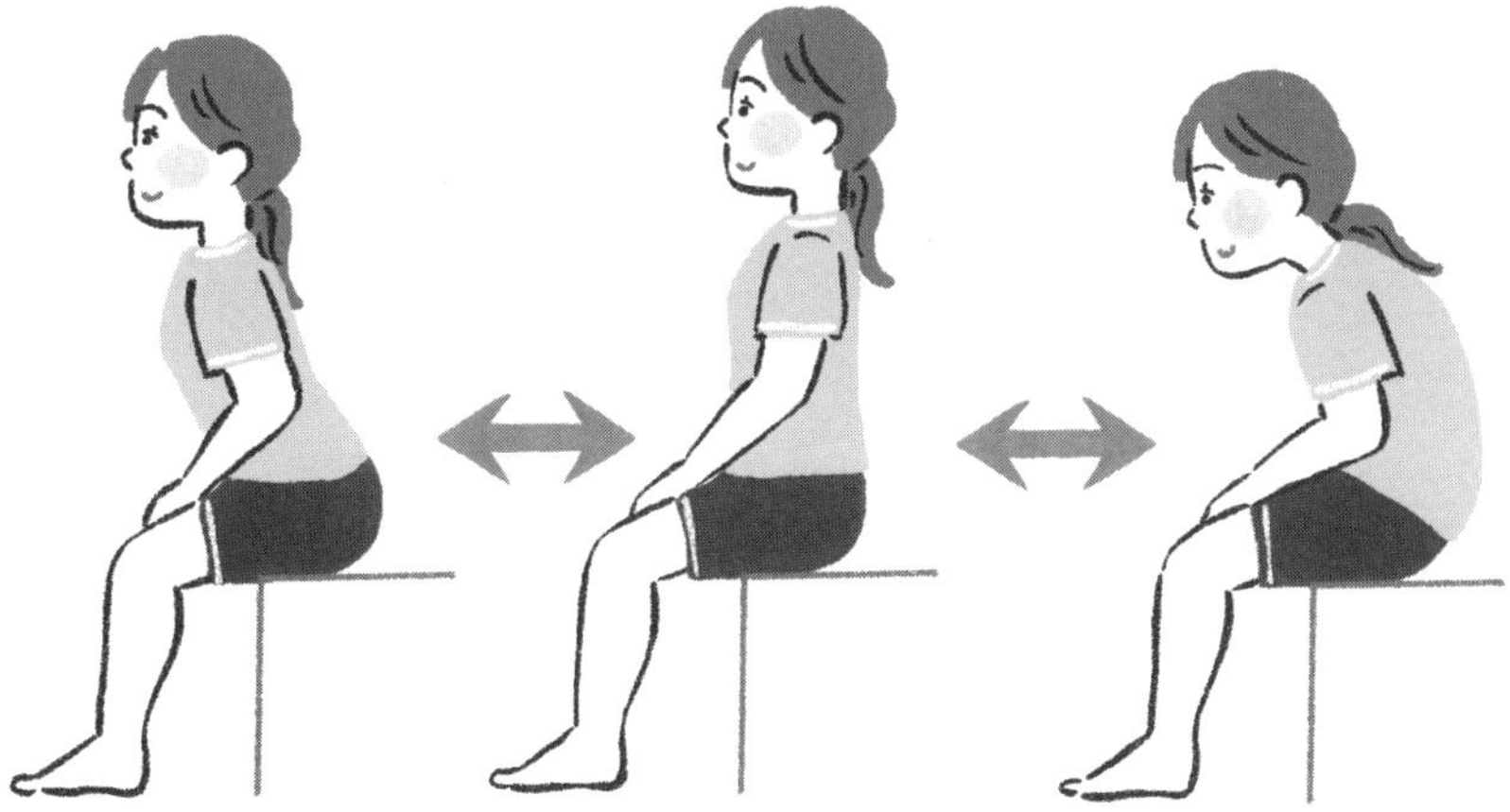

骨盤と背骨の動きをよくするエクササイズです。骨盤と背骨の動きをよくすることで、立って動作するときに骨盤と背骨で上半身のバランスがとりやすくなります。また、歩くときに骨盤と背骨でねじる動きがしやすくなるので、ひざへの過剰な負担がかかりにくくなります。

1　イスに浅く座る
2　おへそを前に出すように背すじを伸ばす
3　次に、おへそを後ろに引っ込めるようにして、背中を丸める
4　**2**、**3**をゆっくり10回、繰り返す
※ここまでを、1日に3セット行う

ストレスと痛みの関係

✸医師に「ストレスが原因」と言われたら

モヤモヤ血管がレントゲンに写らないので、病院でレントゲン検査をしても、結果は「異常なし」。そのため、長引く痛みは「ストレスのせい」と、医師に言われてしまうことがあります。いえ、言われることが「多い」のが現状かもしれません。

私の外来にこられた、20代の女性の例です。

立ち仕事をしているその女性は、半年前から右ひざが痛くなり、仕事を休むようになりました。それでは困ると、オーナーは整形外科を受診させたそうですが、レントゲンでもＭＲＩでも「異常なし」。ある医師には「原因はストレスかもしれません」、別の医師には「仕事がやりたくないから、痛いと言っているのではないか」と言われたそうです。

しかし、ストレスが原因でひざが痛くなることは、ほとんどありません。

私が診察したところ、この女性はひざの前方にある「膝蓋下脂肪体」という、脂肪のクッションの中にモヤモヤ血管ができていました。そのモヤモヤ血管を減らす治療をしたところ、1カ月ほどでほとんど痛みのない状態にまで回復したのです。

この女性のように、病院で「痛みはストレスのせい」と診断された人の中には、適切な治療を受ければきちんと治すことができる人が、たくさんいるのです。

現代生活においては、ストレスと無縁でいることは、難しいでしょう。断言しますが、痛みを治すのにストレスを減らそうとする必要はありません。

長引くひざの痛みを「ストレスのせい」と言われたら、ぜひ、モヤモヤ血管を減らす「カテーテル治療」という治療を行っている病院を訪ねてください。

不安が痛みを悪化させる

ストレスがひざの痛みの原因となることはありませんが、不安や抑うつで痛みが悪化することがあります。

私たちの体には、ひざをはじめとする関節や骨格から、ほとんど絶えず何らかの弱い痛みの信号が出ています。これらの信号は脳でノイズとして処理され、痛みとは感じられません。携帯電話のノイズキャンセリング機能と同じような機能が、脳に備わっているのです。これは「下降性疼痛抑制系」と呼ばれています。

この下降性疼痛抑制系を担っている物質として、「セロトニン」と「ノルアドレナリン」がよく知られています。この2つの物質が脳の中にたくさん出ていると、痛みを感じにくい状態になるのです。

ノルアドレナリンは、戦闘態勢をとるときに多く分泌されるもの。たとえばスポーツの試合中など「ここぞ」という場面で痛みを感じにくくなる理由です。

一方、セロトニンは、気の持ちようや環境によって、量が増えたり減ったりします。たとえば、楽しいときや笑っているとき、運動をして気持ちがいいときなどに、セロトニンの分泌が増えます。反対に、不安やストレスが強くなると分泌量は激減。痛みを感じやすくなってしまうのです。

セロトニンの分泌は、10~20代がピークで、それ以降は人によりますが、年齢とともに分泌量は減っていきます。しかし、生活の中にちょっとした習慣を取り入れることで、分泌量を増やすことができるのです。詳しくは、「おわりに」で述べます。

痛み止めを飲めば治るのか？

一時的には効果があるが……

ジンジン、チクチクした痛みが続くと、不快なものです。先に、痛みを「受容すること」が大事と述べましたが、その痛みによって家事や仕事に支障が出てきてしまう場合には、市販の痛み止めの薬を飲むのもひとつの方法です。適切な量を１～２週間飲むぶんには、問題はないでしょう。

しかし、１カ月以上飲み続けるのはよくありません。個人差があり、飲み続けても何も副作用が出ないと言う人もいますが、腎臓や胃の働きが悪くなる人もいます。鎮痛剤を飲み続けていると、ケガの修復が遅れることも、指摘されています。

また、腫瘍ができているなど、他の病気を見逃す恐れもあります。

痛みがだらだらと長引く場合は、痛み止めに頼らず、モヤモヤ血管の存在を疑って、カテーテル治療を受けられる病院を訪ねてください。

病院での「モヤモヤ血管治療」とは？

ここで、私がふだん行っている「モヤモヤ血管治療」について、簡単にお話しします。

治療法は、主に次の2つです。

①注射を使って薬を投与し、モヤモヤ血管を減らす
②「カテーテル」(血管に通す管)を使って薬を投与し、モヤモヤ血管を減らす
(通称：運動器カテーテル治療)

どちらの方法を選ぶかは、患者さんの痛みの強さやモヤモヤ血管の度合いによって判断しますが、最終的には、患者さんご本人と相談して決定します。

注射というと、痛み止めやヒアルロン酸製剤の注射、神経ブロック注射などを思い浮かべるかもしれませんが、モヤモヤ血管に対する治療で使用するのは、ごく少量の

ステロイド製剤です。

運動器カテーテル治療では、直径０・６㎜のカテーテルを、ひざ痛の場合は足の付け根から挿入し、モヤモヤ血管が集中しているところまで伸ばして、薬剤を投与します。挿入する場所には局所麻酔を行いますし、血管の内側には神経がないので、カテーテルが動いても痛みや違和感を覚えることはありません。

全身麻酔のように眠ってしまうことがないので、治療中の血管内の様子を自分の目で確認し、モニターを見ながら医師から説明を受けることもできます。

治療時間は、１カ所につき30分程度。終わったら、カテーテルを挿入した部分を10分ほど圧迫し、１時間ほど休んだあと、体調に問題がなければ帰ることができます。入院の必要がないので、日常生活にもほとんど響きません。

これらの治療を受けるか、受けないかは、自分が「何を望んでいるか」によります。長引く痛みはあるものの、生活をする上ではあまり困っておらず、しばらく様子を見たいようであれば、まずは自己療法（痛点押し）を続けてみてはいかがでしょう。それでも思うように痛みがとれないといった場合、病院での治療を検討してみてください。

ヒアルロン酸はひざの痛みに効く？

長引くひざ痛には効かない

ひざ痛をやわらげるとして、ひざ関節の袋の中にヒアルロン酸を注入することがあります。ひざ痛治療というと、「ああ、ヒアルロン酸ね」と思っている人も少なくないのではないでしょうか。

確かに、軽い痛みであればヒアルロン酸注射も効きますが、長引くひざの痛みに対しては、ヒアルロン酸はほとんど効きません。このことは以前から指摘されていて、2013年にはアメリカ整形外科学会が「ヒアルロン酸の関節内投与には確かな根拠がなく、変形性関節症の治療としても、もはや推奨しない」と発表しています。

なぜ、長引くひざの痛みにはヒアルロン酸注射が効かないのか。答えは単純で、「投与する場所が見当違い」だからです。

ヒアルロン酸注射は、ひざ関節の袋の中に注入するのですが、ひざの痛みの原因の多くは、関節の袋の中ではなく、袋の外にあります。袋の外にある、骨膜や脂肪組織に痛みの原因があることが多いのです。

ただ、ヒアルロン酸の関節内注射はまったく無効かといえば、そうではありません。関節の軟骨がすり減るのを防ぐ効果はあるようです。ですから、ひざの痛みをなくす目的ではなく、ひざをよい状態に保つために使うなら、ヒアルロン酸注射も「効果がある」といえるでしょう。

ステロイド製剤は安全なのか？

長引くひざ痛には効かないのに、「効く」イメージをもたれているヒアルロン酸注射に対して、病院での治療に使われるステロイド製剤は、何かと悪者にされがちです。

もちろん、ステロイドの内服薬を大量に摂取すると、さまざまな副作用が出る場合があります。また、ヒアルロン酸注射のように、関節の袋にステロイドを注射しても効き目はありません。

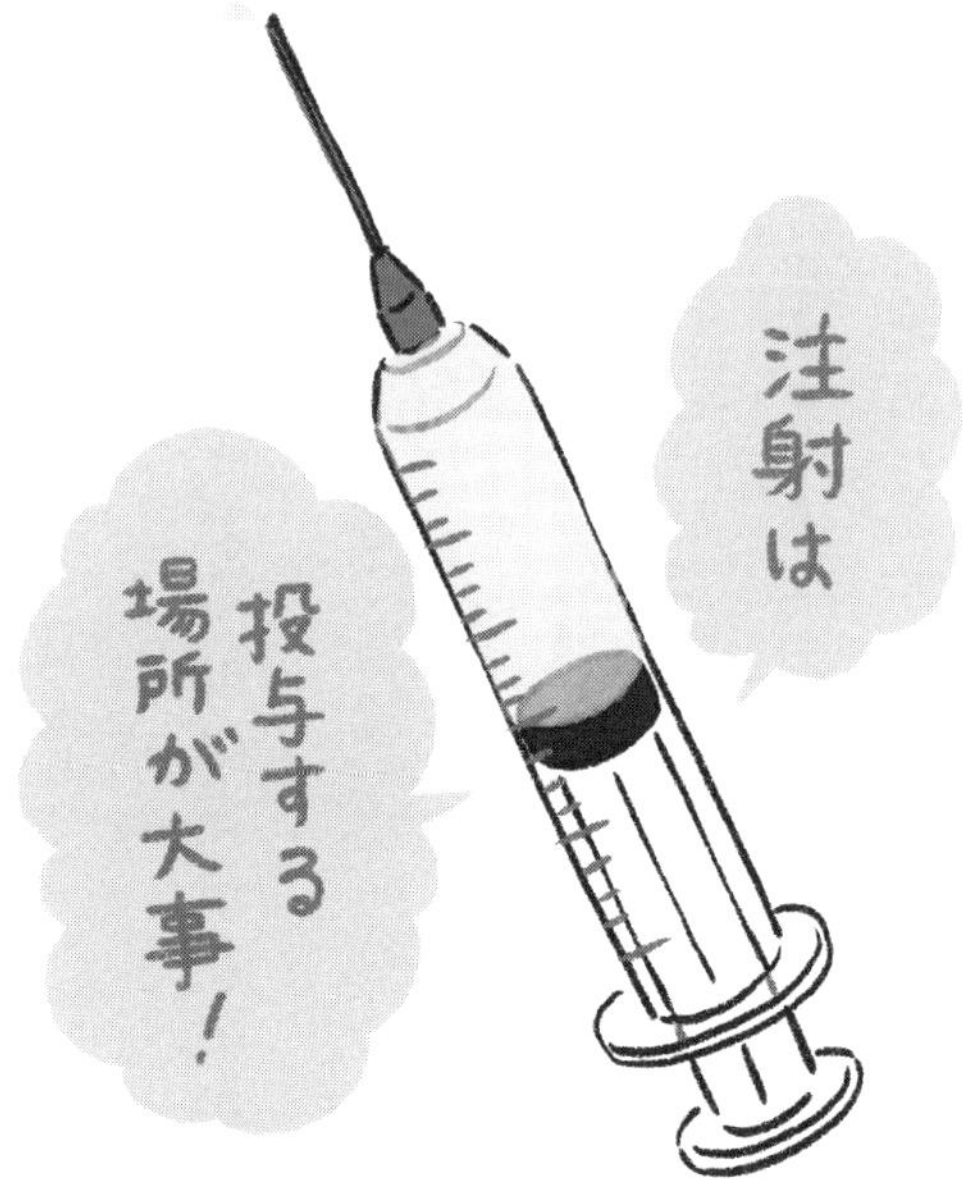

しかし、ステロイドにはモヤモヤ血管を消す作用が強いので、少量を用いてピンポイントに、モヤモヤ血管が増えているところに注射をすると、スッと痛みが改善します。

ただし、ステロイド注射を打つ場所と回数には、注意が必要です。腱や靭帯など「強靭さ」が求められる組織には向いていません。使うことができるのは、脂肪体や骨膜などです。

効かない場所に打つから「痛みがとれない」、だから「ステロイドの量や、注射の回数を増やす」ということをやっていたら、痛みがとれないばかりか、副作用に悩まされることになります。

正しい場所に注射をすれば、打つ回数は、多くても3回程度。きちんとモヤモヤ血管のある場所に打てば、ほとんどの場合、2回ほどで十分な効果が得られます。

痛みの「とらえ方」が重要！

痛みは「なくなれ！」と思うと逆にひどくなる

痛みの度合いというのは骨密度やコレステロール値などと違って数値化できません。それは、痛みの度合いが個人個人の「感覚」に左右されるからです。

先にも少し触れたように（72ページ参照）、国際疼痛学会は、痛みについて「組織損傷が実際に起こったとき、あるいは起こりそうなときに付随する不快な感覚および情動体験、あるいはそれに似た不快な感覚および情動体験」と定義しています。

つまり、痛みは「不快な感覚」を指すわけなのですが、不思議なことに、この「不快な感覚」は、「なくなれ！」と思えば思うほど、よけいに強く感じるようになってしまいます。

そこで、「今はこういう痛みだな」とか「チクチクする痛みだな」、「これはズキズキだな」というふうに、痛みをそのまま受け入れて感じるようにすることで、痛みは少なくなっていきます。

痛みは「あってはならないもの」ではない

痛みの「とらえ方」、痛みとの「向き合い方」を理解していただくために、ときどき患者さんに、氷を20秒間ほど握っていただくことがあります。感想を聞くと、当然ですが「すごく痛かった」「いやだった」「どうにかなっちゃうかと思った」とおっしゃいます。

しかし次に、「もう一度、今度は氷の冷たさをじっくり感じてみよう、という気持ちで握ってみてください」と伝えると、その20秒間は、わりと平気で過ごせるようになります。

これは、痛み（冷たさ）を最初から受け入れているからです。

一見矛盾するように思われるかもしれませんが、痛みを軽くするためには、痛みをありのまま素直に受け入れること、または感じるようにすることがとても大切だということです。

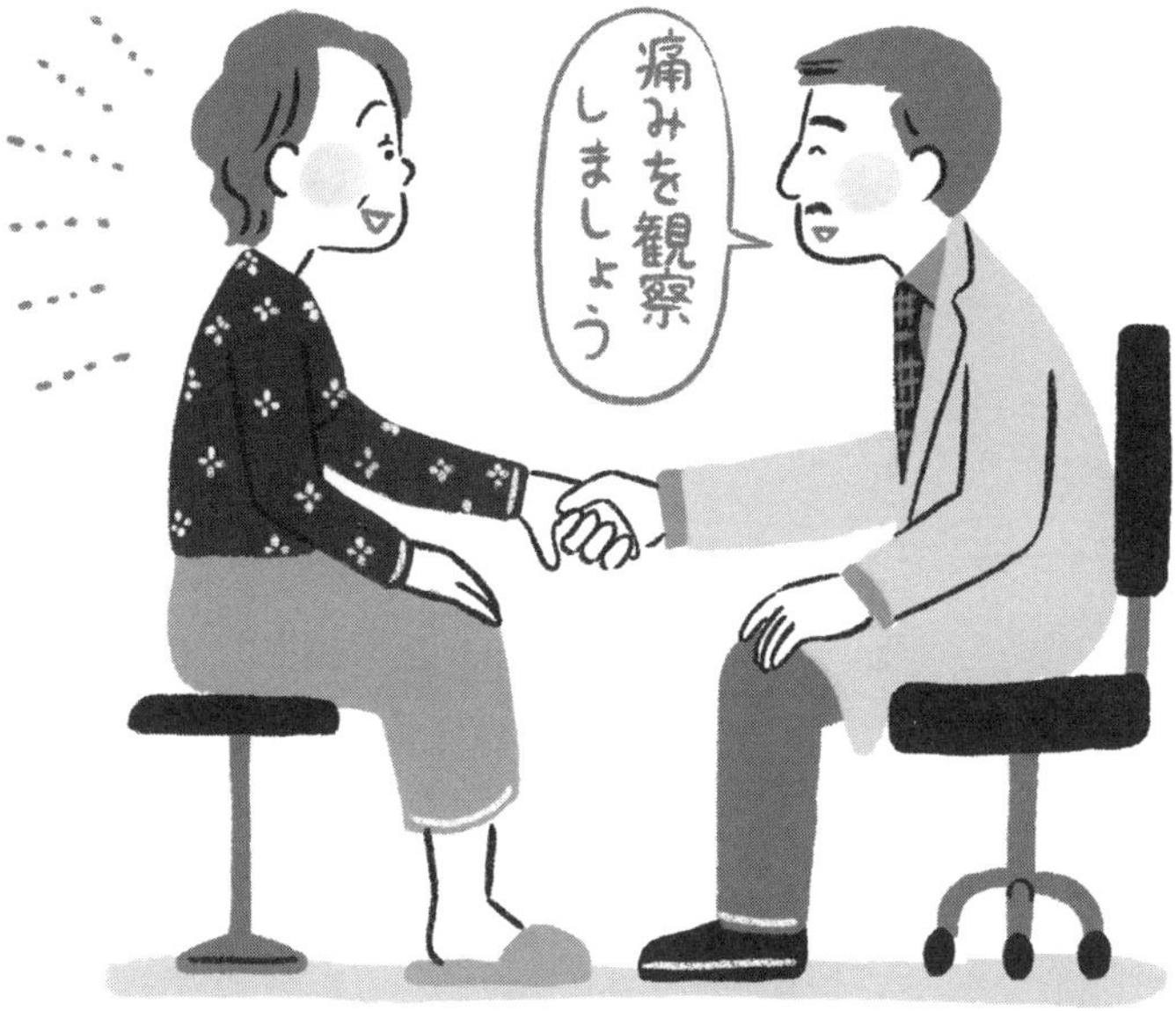

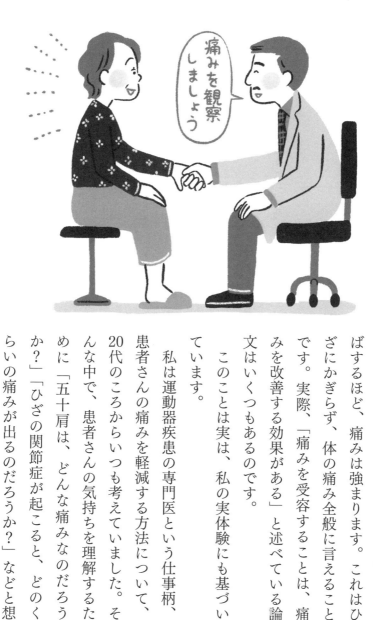

痛みを「あってはならないもの」とすればするほど、痛みは強まります。これはひざにかぎらず、体の痛み全般に言えることです。実際、「痛みを受容することは、痛みを改善する効果がある」と述べている論文はいくつもあるのです。

このことは実は、私の実体験にも基づいています。

私は運動器疾患の専門医という仕事柄、患者さんの痛みを軽減する方法について、20代のころからいつも考えていました。そんな中で、患者さんの気持ちを理解するために「五十肩は、どんな痛みなのだろうか？」「ひざの関節症が起こると、どのくらいの痛みが出るのだろうか？」などと想像を巡らせているうちに、私自身の体に痛みが起こったとき、すでに痛みを受け入れる準備が自然とできていて、痛みが早く解消するようになったのです。

痛みを受け入れる勇気

ですから、痛みが起こったときに、ただ「痛いのはいやだ！　早くなくなれ！」と思うのではなく、痛みを歓迎とまではいかないまでも、「痛いのはいずれ治る。今は痛みを観察してみよう」と考える姿勢がとても重要なのです。

このように痛みを受け入れるのは、最初は勇気がいることかもしれません。

しかし、長引くひざの痛みは、必ず改善します。「痛みがとれた後は、〇〇をしよう。楽しみ！」とワクワクする。そうすることによって痛みがやわらいだり、消えてしまったりした人も、実際にいます。逆に、「痛みは長引くはずだ」と思い込んでしまうと、治るはずの痛みですら長引いてしまうことがあるのです。

痛みを受け入れ、本書で紹介した「痛点押し」を実践し、モヤモヤ血管を作らない暮らし方を心がければ、痛みはきっと改善します。

おわりに――人生を楽しみながら、痛みを解消！

学生時代、私は「前十字靭帯」という、ひざの中にある靭帯を切ったことがあります。靭帯は、関節の骨を結ぶひものようなものですから、それが切れたことで、電車の揺れでもひざがガクッと崩れるようになってしまいました。ですから、ひざにトラブルを抱えることのつらさ、不自由さは「痛いほど」わかります。

その後、靭帯を再建する手術を受け、再びスポーツを楽しめるようになりました。現在も、ひざにはまったく問題ありません。手術をしてくださった「ひざの専門医」の先生のおかげです。

大半の整形外科や「ひざの専門医」は、私の場合のように、切れてしまった靭帯を修復したり、ちぎれた半月板を縫い合わせたり、変形したひざを人工関節に置き換えるなど、ひざの手術を専門にされています。そのため、手術で治せるような場所が見当たらない、モヤモヤ血管による痛みの治療は専門外となります。

ですから、ひざの痛みがあるのに、整形外科などで「異常なし」「気のせいかもしれない」と言われたら、モヤモヤ血管による痛みを疑ってください。痛点押しをして、それでも思うように痛みがとれない場合は、モヤモヤ血管を減らす治療を行っている病院を訪ねましょう。

日本人は、痛みについては相当「我慢強い」というのが、私の印象です。

しかし、こと長引く痛みの場合は、我慢していてもいいことはありません。それどころか、寿命が短くなることにもなりかねないのです。

ある研究では、長引く痛みをもつ人ともたない人とでは、前者の死亡率が高く、がんになったり、心臓病で亡くなったりする確率が高いことが明らかになりました。

繰り返しますが、長引く痛みの原因のほとんどは、モヤモヤ血管です。モヤモヤ血管を減らせば、痛みはあっけなくとれます。患者さんの口からよく出るのは、「今までずっと痛みに悩まされていた時間は何だったんだ！」というセリフです。

ただし、一度治っても、モヤモヤ血管は再発する場合もありますので、第3章に書いた内容（ひざの痛みを消す「考え方」と「暮らし方」）をぜひ、続けていただきたいと思います。

中でも、脳の中にたくさん「セロトニン」を出し続けることが大切です。セロトニンは「幸せホルモン」とも呼ばれるように、ひざ痛をはじめとする痛みを感じにくくするだけではなく、心と体を整えてくれるのです。

セロトニンの分泌量を上げる方法としては、
・日光を浴びる（1日10分程度でOK）
・好きなことに熱中する
・趣味をもつ
・気のおけない仲間とつきあう。気の合わない人とは無理につきあわない
・規則正しい生活を送る
などが挙げられるでしょう。今、世界的に注目されている「瞑想」や腹式呼吸も、セロトニンの分泌を促してくれます。

いかがでしょう。これらの項目を読むだけで、なんだか楽しい気分になってきませんか？　そうなればしめたもの。ひざの痛みから解放される日も遠くありません。

人生は一度きりです。ひざの痛みを解消し、自分のやりたいことをやって、めいっぱい楽しみましょう！


オクノクリニック総院長・運動器カテーテル治療専門医　奥野祐次

〈著者略歴〉
奥野祐次（おくの・ゆうじ）
慶應義塾大学医学部卒業後、放射線科医として血管内治療に従事。2012年、同大学大学院医学部医学研究科博士課程修了。研究分野は「病的血管新生」。同年より、江戸川病院にて運動器疾患に対する血管内治療を専門とする。'14年、同施設にて運動器カテーテルセンターセンター長に就任。'17年、オクノクリニックを横浜市に開院。現在は東京、横浜、大阪、神戸、札幌のオクノクリニック総院長。著書に、『ヘバーデン結節の痛みはモヤモヤ血管が原因だった』（ワニブックス）などがある。

装幀　村田 隆（bluestone）
装幀イラスト　河南好美
本文イラスト　ホリ ナルミ
組版・本文デザイン　朝日メディアインターナショナル株式会社
編集協力　鈴木裕子

痛みの原因「モヤモヤ血管」を撃退
ひざの痛みは15秒の「痛点押し」で消せる！

2021年5月27日　第1版第1刷発行

著　者　奥野祐次
発行者　櫛原吉男
発行所　株式会社PHP研究所
京都本部　〒601-8411　京都市南区西九条北ノ内町11
〔内容のお問い合わせは〕教 育 出 版 部 ☎075-681-8732
〔購入のお問い合わせは〕普及グループ ☎075-681-8554
印刷所　大日本印刷株式会社

ISBN978-4-569-84952-2